José Nicolás Cárdenas
Rodrigo Bastidas

Probióticos Oponentes del Crecimiento de Patógenos Gastrointestinales

José Nicolás Cárdenas
Rodrigo Bastidas

Probióticos Oponentes del Crecimiento de Patógenos Gastrointestinales

Criterios para la Selección de Probióticos presentes en la Leche Materna Humana

Editorial Académica Española

Imprint

Any brand names and product names mentioned in this book are subject to trademark, brand or patent protection and are trademarks or registered trademarks of their respective holders. The use of brand names, product names, common names, trade names, product descriptions etc. even without a particular marking in this work is in no way to be construed to mean that such names may be regarded as unrestricted in respect of trademark and brand protection legislation and could thus be used by anyone.

Cover image: www.ingimage.com

Publisher:
Editorial Académica Española
is a trademark of
International Book Market Service Ltd., member of OmniScriptum Publishing Group
17 Meldrum Street, Beau Bassin 71504, Mauritius

Printed at: see last page
ISBN: 978-620-2-14220-5

PROBIÓTICOS OPONENTES DEL CRECIMIENTO DE PATÓGENOS GASTROINTESTINALES
Criterios para la Selección de Probióticos presentes en la Leche Materna Humana

PhD. José Nicolás Cárdenas Contreras

MSc. Rodrigo Bastidas de Janon`s

Quito- Ecuador

RESUMEN

Las terapias preventivas y el interés por los suplementos nutricionales han aumentado en los últimos años. Los probióticos son organismos vivos que al ser ingeridos afectan benéficamente al huésped mejorando su balance intestinal. Los organismos más estudiados son las bacterias ácido-lácticas, sobre todo *Lactobacillus* spp y *Bifidobacterium* spp., consideradas seguras para uso humano, por ser microorganismos inocuos, debido a su relación con los alimentos, al hecho de formar parte de la microbiota humana y por su bajo potencial patógeno. Los efectos benéficos en la salud incluyen tratamiento y prevención de la diarrea por rotavirus en niños y reducción de la diarrea asociada con el uso de antibióticos. También se ha encontrado que contribuyen en la prevención de la alergia a los alimentos, reacciones atópicas en niños, pueden mejorar la intolerancia a la lactosa y la mastitis durante la lactancia materna.

Se han informado resultados prometedores como la interacción con la microflora intestinal, siendo esta modulación el aspecto más intensamente estudiado de dichos alimentos en personas con enfermedad inflamatoria del intestino, enterocolitis necrotizante y colon irritado. Recientemente, se ha sugerido que pueden ayudar en el tratamiento contra *Helicobacter pylori* y en la prevención de carcinogénesis. A lo largo de esta memoria, se exponen algunos de los beneficios de la lactancia materna que podrían ser atribuidos, al menos en parte, a la capacidad de la leche humana de generar una microbiota intestinal más favorable. Históricamente se pensaba que este efecto era debido a los oligosacáridos y otros factores presentes en la leche humana que condicionan la colonización del tracto intestinal. Sin embargo, actualmente se sabe que la leche humana contiene además bacterias con carácter probiótico, que probablemente también desempeñan un papel clave en la colonización inicial del intestino del recién nacido.

ABSTRACT

Preventive therapies and interest in nutritional supplements have increased in recent years. Probiotics are living organisms that, when ingested, beneficially affect the host by improving their intestinal balance. The most studied organisms are lactic acid bacteria, especially Lactobacillus spp. And Bifidobacterium spp., Considered safe for human use, because they are innocuous microorganisms, due to their relationship with food, being part of the human microbiota and its low pathogenic potential. The beneficial effects on health include treatment and prevention of rotavirus diarrhea in children and reduction of diarrhea associated with the use of antibiotics. It has also been found that they contribute in the prevention of food allergy, atopic reactions in children, can improve lactose intolerance and mastitis during breastfeeding.

Promising results have been reported as the interaction with intestinal microflora, this modulation being the most intensely studied aspect of such foods in people with inflammatory bowel disease, necrotising enterocolitis and irritated colon. Recently, it has been suggested that they can help in the treatment against Helicobacter pylori and in the prevention of carcinogenesis. Throughout this report, some of the benefits of breastfeeding are exposed that could be attributed, at least in part, to the ability of human milk to generate a more favorable intestinal microbiota. Historically it was thought that this effect was due to the oligosaccharides and other factors present in human milk that condition the colonization of the intestinal tract. However, it is now known that human milk also contains probiotic bacteria, which probably also play a key role in the initial colonization of the newborn's intestine.

ÍNDICE DE CONTENIDO GENERAL

INDICE DE FIGURAS

vi

INDICE DE TABLAS

vii

INTRODUCCIÓN

A partir de algunas décadas se sabe que las enfermedades crónicas han llegado a ser las causales más frecuentes de morbilidad y mortalidad en el mundo entero. Paralelamente, algunas indagaciones científicas han podido establecer que tales enfermedades están asociadas, en mayor o menor medida, a desórdenes en la dieta y falta de actividad física, entre otros factores (Croveto y Vio, 2009). Según la Organización de las Naciones Unidas para la Agricultura y Alimentos (FAO) y la Organización Mundial de la Salud (OMS) han declarado que hay evidencia científica para indicar que el potencial de los probióticos proporciona beneficios en la salud e indican las cepas específicas que son seguras para uso humano (FAO/WHO, 2002; OMS, 2003). Esta organización ha definido a los probióticos como «*organismos vivos que ingeridos en cantidad adecuada confieren un beneficio saludable en el huésped*» (Reid, *et. al,* 2003). La palabra probiótico se deriva del griego que significa actúan "a favor de la vida", y sus efectos fisiológicos pueden ocurrir mediante dos mecanismos: por efecto directo de las células vivas, o indirectamente, por vía de los metabolitos producidos por estas células, lo cual es conocido como efecto biogénico (Hayes, *et. al*, 2006).

Las bacterias que habitan el intestino actúan como un mecanismo de control para prevenir el sobrecrecimiento de patógenos, formando una barrera natural que protege contra las infecciones. En ciertas circunstancias este equilibrio se afecta por el uso de antibióticos, cambios de alimentación, estrés, entre otros, que aumentan la susceptibilidad a la infección (Rolfe, 2000). Es por esto que se requiere de un adecuado transporte de los probióticos, garantizando su viabilidad, sus efectos clínicos, terapéuticos y que se mantenga una concentración igual o superior a 106 ufc/g, al momento del consumo (Vinderola, *et. al*, 2003; Roy, 2005).

Algunos microorganismos no sólo contribuyen al desarrollo de las características organolépticas, fisicoquímicas y reológicas de los alimentos y medicamentos, sino que generan beneficios a la salud del consumidor, es por ello que la industria alimentaria y farmacéutica ha enfocado algunas investigaciones para la incorporación de estos microorganismos en sus productos. Estos microorganismos son los denominados Probióticos, entre los que se destacan bacterias ácidolácticas (BAL) que comprenden dos géneros los lactobacilos y bífidobacterias, como: las *Bifidobacterium longun Bifidobacterium lactis, Bifidobacterium infantis, Lactobacillus casei, Lactobacillus acidophilus, Lactobacillus reuteri, Lactobacillus plantarum y Lactobacillus delbruecki ssp;* y *Bulgaricus,* pero también se utilizan otras cepas bacterianas no patógenas, como *Streptococcus, Enterococcus* y levaduras no patógenas como *Saccharomyces boulardii* (Dunne, *et. al*, 2001).

Es importante distinguir claramente dos conocimientos: los prebióticos y probióticos que se incluyen en el concepto de alimentos funcionales, y que son aquellos alimentos que, además de destacarse por sus cualidades nutricionales, aportan beneficios adicionales para la salud (Mollet y Rowland; 2002).
Los prebióticos utilizados son bacterias que deben cumplir ciertas características entre las que se incluyen: ser habitante normal del intestino humano, no ser patógeno ni toxigénico, sobrevivir al medio ácido del estómago y al efecto de la sales biliares en el duodeno, tener capacidad de adhesión a células epiteliales, adaptarse a la microbiota intestinal sin desplazar la microbiota nativa ya existente, producir sustancias antimicrobianas y aumentar de modo positivo las funciones inmunes y las actividades metabólicas (Young y Huffmans, 2003; Dunnne, 2001; Salazar, *et. al*, 2003).Sin embargo, este compendio exterioriza las características, mecanismos de acción, aplicaciones actuales y potenciales de los probióticos en la práctica clínica, en la selección de cepas, destacando el carácter de las bacterias probióticas contenidas en la leche humana, y el papel clave que ejercen en la colonización inicial del intestino del recién nacido, mediados por una ruta enteromamaria, mediante la cual células del sistema inmune de origen intestinal son transportadas a la glándula mamaria (Roux, *et. al*, 1977; Newburg, *et. al*, 2007).

1. PROBIÓTICOS, PREBIÓTICOS Y SIMBIÓTICOS.

1.1 Definición y Características

Probiótico. Es un producto que contiene un número suficiente de microorganismos vivos con un efecto beneficioso sobre la salud, a través de una alteración positiva de la microbiota por colonización del intestino (Gorbach, 2002; Schrezenmeir y De Vress, 2001). Para que un organismo sea definido como probiótico debe reunir algunas características como ser habitante normal del intestino humano, no ser patógeno ni toxigénico, sobrevivir al medio ácido del estómago y efecto de la bilis en el duodeno, capacidad de adhesión a células epiteliales, adaptarse a la microbiota intestinal sin desplazar la microbiota nativa ya existente, producir sustancias antimicrobianas y tener capacidad para aumentar de modo positivo las funciones inmunes y las actividades metabólicas (Young y Huffmans,2003; Dunne, *et. al*, 2001).

Entre los microorganismos probióticos utilizados en el consumo humano se encuentran las bacterias ácido-lácticas (BAL) que comprenden *Lactobacilos* y *Bifidobacterias*, pero también se utilizan otras cepas bacterianas no patógenas, como *Streptococcus*, *Enterococcus* y microorganismos no bacterianos, como *Saccharomyces boulardii*, que es una levadura no patógena (Dunne, *et. al*, 2001).

Prebióticos. Son ingredientes alimentarios no digeridos como inulina y frutooligosacaridos que afectan beneficiosamente al huésped, estimulando el crecimiento o actividad de bacterias intestinales útiles como es el caso del *Bifidobacterium* en el colon (Schrezenmeir y De Vress, 2001).

Los *simbióticos.* Son productos que contienen pre- y probióticos e implica sinergia entre los dos, aumentando los beneficios en el huésped. Este término se reserva para productos donde los componentes prebióticos selectivamente favorecen a los componentes Probióticos (Schrezenmeir y De Vress, 2001). Cuando los probióticos o prebióticos se incorporan en los alimentos como parte del proceso de elaboración o como aditivos, se generan alimentos funcionales, es decir, aquellos alimentos que producen efectos beneficiosos (distintos a su valor normal nutricional) en la persona que los consume, como leches fermentadas, yogurt, quesos o jugos (Dunne, *et al*, 2001; Romeo, *et al*, 2010; Grimoud, *et al*, 2010).

1.2 Antecedentes Históricos de los Probióticos

La variación de la microbiota intestinal para mejorar la salud se ha efectuado empíricamente desde tiempos ancestrales, existiendo noticias del empleo de alimentos fermentados para el tratamiento de infecciones gastrointestinales ya en el año 76 antes de Cristo. Pero no fue hasta principios del siglo XX con los trabajos de Metchnikoff (Young y Huffmans, 2003). Desde entonces, varios autores se esfuerzan en conocer la presencia de bacterias en esos alimentos con ciertos efectos beneficiosos para la salud de los hospedadores, especialmente cuando padecían infecciones intestinales (Rodríguez, 2006). Para aquel entonces, se publicó "Prolongation of Life" de Elle Metchnikoff, a quien le fue concedido el Premio Nobel en 1908, un libro que ejerció una gran influencia en la comunidad científica y en el que se postulaba que las bacterias que intervenían en la fermentación del yogur contribuían al mantenimiento de la salud mediante el consumo de una supresión de "fermentaciones de tipo putrefactivo" de la microbiota intestinal y que ésta era la causa de la longevidad de los campesinos búlgaros, grandes consumidores de yogur.

A lo largo del siglo XX se empezó a utilizar el término de probiótico para denominar a estas bacterias. Posiblemente, el término "probiótico" fue empleado por primera vez por Vergio en 1954 (Maldonado, *et. al*, 2014), cuando comparaba los efectos adversos ("*antibiotika*") que los antibióticos ejercían sobre la microbiota intestinal con las acciones beneficiosas ("*probiotika*") ejercidas por otros factores que no pudo determinar.

Nutridas definiciones fueron surgiendo durante décadas hasta que finalmente un comité conjunto FAO/OMS (2002) los ha definido como "microorganismos vivos que ingeridos a dosis definidas ejercen efectos beneficiosos para la salud". Esta definición pone de manifiesto tres aspectos claves para que un producto pueda considerarse probiótico:

    ✓ *Tienen que contener un microorganismo con viabilidad:* Aunque investigaciones recientes demuestran que ciertos microorganismos pueden ejercer efectos beneficiosos incluso cuando se ingieren muertos o inactivados.

    ✓ *Tener número definido de microorganismos:* La preparación o producto deberá contener uno o varios microorganismos bien definidos y en número conocido y suficiente.

    ✓ *Ejercer un impacto favorable para la salud:* Esto implica que dichos beneficios deben ser demostrados mediante pruebas científicas generalmente aceptadas.

Entre los microorganismos empleados con fines probióticos, los *Lactobacilos* y las *Bifidobacterias* ocupan, con diferencia, el lugar más destacado pero también se utilizan bacterias que pertenecen a otros géneros, como *Escherichia coli* y *Bacillus cereus*, o levaduras, principalmente *Saccharomyces boulardi* (Tabla Nº 1). Sin embargo no todos los *lactobacilos* pueden ser considerados probióticos ni todos los probióticos van a ejercer las mismas funciones. Los efectos de cada cepa son únicos, y no deben de extrapolarse a otras cepas. Por ello se requiere de un proceso de caracterización que permita definir con precisión el potencial probiótico de cada cepa.

Años más adelante además del concepto de probióticos, empiezan a parecer dos términos íntimamente relacionados, los prebióticos y los simbióticos. Los prebióticos o carbohidratos no digeribles favorecen de forma selectiva el crecimiento de ciertas bacterias consideradas como beneficiosas para el hospedador. La combinación de al menos un probiótico y un prebiótico se denomina "simbiótico", es interesante señalar que esta combinación en un mismo producto puede tener un efecto sinérgico y conferir beneficios mayores que los que cada uno de los componentes por separado (Romeo, *et. al*, 2010; Grimoud, *et. al*, 2010).

Tabla Nº 1. Especies de bacterias con función probiótica

Lactobacillus	Otras Especies de Bacterias Lácticas	Bifidobacterium	Otras Especies de Microorganismos
L. fermentum	*Enterococcus faecium*	*B. bifidum*	*Escherichia coli*
L. helveticus	*Enterococcus faecalis*	*B. breve*	*Saccharomyces boulardii*
L. acidophilus	*Lactococcus lactis*	*B. adolescentis*	*Sacharomices cerevisiae*
L. crispatus	*Leuconostoc mesenteroides*	*B. animalis*	*Streptococcus boulardi*
L. delbrueckii	*Pediococcus acidilactici*	*B. infantis*	*Bacillus cereus var. Toyoi*
L. amylovorus	*Streptococcus termophilus*	*B. longum*	*Propionibacerium freundereichi*
L. casei	*Sporolactobacillus inulinus*		
L. Gallinarum			
L. Gasseri			
L. Johnsonii			
L. rhamnosus			
L. plantarum			
L. reuteri			
L. paracasei			

Tomado: Dunne, *et. al*, 2001

1.3 Criterios de selección

El proceso de selección de una nueva cepa probiótica no se exhibe como un trabajo fácil, ya que aunque se considera que los organismos probióticos producen una serie de efectos beneficiosos para el hospedador que los consume, no son todavía bien conocidos los mecanismos implicados en dicha acción. Además no existe una uniformidad de criterio para la selección de estas bacterias y tampoco se puede extrapolar el efecto probiótico de una cepa a otra aunque sea de la misma especie. Teniendo en cuenta todos estos inconvenientes, son muchos los test que se han utilizado para identificar los efectos beneficiosos de un microorganismo, entre los que se pueden mencionar: ensayos de adhesión al epitelio intestinal, de inhibición del crecimiento de patógenos, actividades enzimáticas potencialmente beneficiosas, entre otros). (Collins, *et. al*, 2009; Holzapfel, *et. al*, 1998; Mattila, *et. al*, 1999; Ouwehand, *et. al*, 1999; Tuomola, *et. al*, 2001).

Sin embargo, de acuerdo con el grupo de trabajo FAO/OMS (2002) los test de los que se dispone actualmente no son adecuados para predecir la funcionalidad de un probiótico en el intestino. Según este grupo de expertos la selección de un probiótico debería basarse en tres criterios fundamentales:

a) **Criterios de seguridad**
   - ✓ *Taxonomía*: Bioquímica (API CH50, SDS-proteína) y genética (16S, RAPD, AFLP, TGGE)
   - ✓ *Producción de aminas biógenas*: tyramida, histamina, cadaverina, putrescina
   - ✓ *Actividades enzimáticas*: degradación mucinas, actividad proteolíticas, glucuronidasa
   - ✓ *Resistencia a antibióticos*: evaluación de Concentración Mínima Inhibitoria (CMI)
   - ✓ *Otros*: infectividad, determinantes de virulencia

b) **Criterios Funcionales**
   - ✓ *Resistencia a digestión*: pH ácido, sales biliares, modelo de digestión global
   - ✓ *Capacidad fermentativa*: azúcares, oligosacáridos, azúcar complejos y fibras
   - ✓ *Colonización intestinal*: adhesión a células intestinales (caco-2, HT-29), competición
   - ✓ *Producción de metabolitos*: SCFA, cobalamine, glutathione, oligosacáridos, PUFAs
   - ✓ *Sustancias antimicrobianas*: actividad bactericida, reuterina, bacteriocinas, H_2O_2
   - ✓ *Parámetros inmunológicos*: citocinas, activación linfocitaria, fagocitosis
   - ✓ *Otros*: estimulación de mucinas, supervivencia en leche

c) **Criterios Tecnológicos**
   - ✓ *Crecimiento*: medios mínimos, velocidad de generación, producción de biomasa
   - ✓ *Resistencia*: calor, sales, pH ácido, presión osmótica

1.4 Seguridad

El consumo de microorganismos en alimentos fermentados data de varios miles de años. Dado que se ingerían como componentes de los alimentos, eran considerados seguros en base a una larga historia de uso y asumiendo que formaban parte de la microbiota comensal. Sin embargo, el gran potencial de la modulación de la microbiota para la conservación o la mejora del estado de salud, ha despertado un creciente interés en la industria, fundamentalmente alimentaria y farmacéutica, por el desarrollo de nuevos probióticos. En este contexto, no todas las cepas comercializadas han demostrado científicamente su seguridad y funcionalidad, y esto, junto con varias publicaciones que relacionaban el consumo de determinados probióticos con algunas situaciones patológicas en personas muy debilitadas o inmunocomprometidas, ha despertado cierta inquietud en la comunidad científica sobre la seguridad de estos microorganismos (Boyle, *et. al*, 2008; Doron, *et. al*, 2015). Lo que esto sugiere es que la seguridad de los probióticos debe estudiarse cepa a cepa, mediante pruebas científicas validadas. Ni la seguridad ni la eficacia de una cepa concreta debe extrapolarse a otras cepas, aunque éstas pertenezcan al mismo género o incluso a la misma especie si bien no se ha hallado ningún gen inequívocamente relacionado con patogenicidad en los géneros *Lactobacillus* o *Bifidobacterium*, incluyendo los aislados asociados con sepsis u otros efectos adversos (Vesterlund, *et. al*, 2007).

En Estados Unidos los microorganismos utilizados en alimentos son considerados bien como aditivos, en cuyo caso su uso tiene que ser aprobado por la FDA (*Food and Drug Administration*), o bien como ingredientes, para lo cual es imprescindible que el microorganismo esté clasificado como GRAS (*Generally Recognized As Safe*) (Maldonado, *et. al*, 2014). La Unión Europea (UE) ha tratado de dotar a los países miembros de un marco legislativo referente a la seguridad de microorganismos en la alimentación humana, a través del status QPS (*Qualified Presumption of Safety*). Se trata de un sistema de preevaluación de la seguridad de un microorganismo basado en cuatro pilares: identidad establecida, historia de uso y evidencia científica disponible, posible patogenicidad y aplicación final. La Autoridad Europea de Seguridad Alimentaria (EFSA) actúa como comité científico de la UE y es quien evalúa la información científica disponible de cada cepa y publica una lista de microorganismos con el status QPS, que no tendrían por qué ser sometidos a más estudios de seguridad. El Comité Científico de la EFSA elaboró una lista de microorganismos considerados seguros basados en su historial de uso en alimentación a los que se les ha concedido la condición de QPS. Esta lista incluye 74 especies de microorganismos que incluyen 35 especies de *Lactobacillus* y 5 de *Bifidobacteria* (EFSA, 2013).

En la actualidad existen distintos tipos de ensayos *in vitro* e *in vivo* que evalúan la seguridad a la hora de seleccionar un probiótico, al mismo tiempo que se puede evaluar la dosis adecuada a la hora de la comercialización y del consumo (European commission, 2003; EFSA, 2006; Maldonado, *et. al*, 2014). Como en cualquier otra bacteria, las bacterias ácido lácticas pueden actuar como reservorio de genes de resistencia a antibióticos, similares a los encontrados en bacterias patógenas para los humanos (Mathur, *et. al*, 2005). Pero más que portar la resistencia, lo que es más interesante es la capacidad de transferencia de la misma a otras bacterias del entorno, principalmente bacterias patógenas, por medio de elementos móviles como plásmidos o transposones (Mathur, *et. al*, 2005).

La transferencia de factores de resistencia a antibióticos de cepas probióticas a cepas potencialmente patógenas, podría acarrear un problema de salud grave al conferir a estas bacterias patógenas las herramientas para defenderse frente a los tratamientos antibióticos, pudiendo resultar en infecciones de difícil resolución. Por otro lado, aunque los casos de infecciones causadas por cepas probióticas son contados y están generalmente asociados a condiciones patológicas del consumidor, es importante que la cepa probiótica sea susceptible a antibióticos que puedan ser utilizados ante una eventual infección. Por ello, los expertos recomiendan que las bacterias probióticas no presenten multiresistencias y sean sensibles a baterías de antibióticos habituales, además se plantea el requisito de que ningún probiótico posea la capacidad de albergar en su genoma genes relacionados con la resistencia a antibióticos, que puedan ser transferidos.

1.4.1 *Actividades metabólicas*

1.4.1.1 *Resistencia a antibióticos*

Para evaluar el fenómeno de resistencia se propuso la técnica de los MIC (concentración mínima inhibitoria). Gracias a esta técnica se obtienen valores correspondientes a la sensibilidad de una cepa a un determinado antibiótico (EFSA, 2012) (Tabla N° 2). En el caso de superar estos valores, demostrando una cualidad de resistencia frente a un determinado antibiótico, se deberían realizar investigaciones que prueben la transferibilidad de esta resistencia a otras bacterias, o en su defecto una búsqueda de genes relacionados con la resistencia en el genoma de la cepa (Klare, *et. al*, 2007; Bhardwaj, *et. al*, 2010; EFSA, 2012).

Los probióticos tienen la capacidad de transformar componentes alimentarios o secreciones biológicas en otros compuestos que podrían ser perjudiciales para el hospedador:

Producción de aminas biógenas. Las aminas biógenas se generan por descarboxilación de los aminoácidos y ejercen funciones fisiológicas esenciales como neurotransmisores y mediadores de la respuesta inmune. Algunas microorganismos pueden dar lugar a concentraciones muy altas de algunas aminas biógenas que pueden dar lugar a graves problemas toxicológicos, pudiendo inducir trastornos digestivos, circulatorios y respiratorios (Rodríguez, 2015).

Desconjugación de ácidos biliares para producir sales biliares secundarias (Jones, *et. al*, 2014).

Producción de ácido D-láctico, que se ha utilizado para establecer la seguridad de un probiótico en niños, especialmente de los lactobacilos, pero que a día de hoy no parece ser un buen criterio de seguridad ya que bacterias productoras de ácido D-láctico se encuentran de forma habitual en el intestino (Muñoz, *et. al*, 2012; Rubio, *et. al*, 2014) e incluso en la leche humana (Martin, *et. al*, 2003), y la administración de bacterias productoras de ácido D-láctico ha demostrado ser segura en niños (Connolly, *et. al*, 2005; Allen, *et. al*, 2010; Maldonado, *et. al*, 2010; López, 2015). Sin embargo, la administración de una cepa productora de ácido D-láctico en pacientes de riesgo debe ser cuidadosamente vigilada si no está avalada por datos de seguridad en relación a este aspecto específico (Rodríguez, 2015).

Tabla Nº 2. Valores correspondientes a los MIC. Valores superiores son considerados como fenómeno de resistencia por parte de la cepa (EFSA, 2012).

	ampicillin	vancomycin	gentamicin	kanamycin	streptomycin	erythromycin	clindamycin	tetracycline	chloramphenicol
Lactobacillus obligate homofermentative[a]	1	2[b]	16	16	16	1	1	4	4
Lactobacillus acidophilus group	1	2	16	64	16	1	1	4	4
Lactobacillus obligate heterofermentative[c]	2	n.r.	16	32	64	1	1	8	4
Lactobacillus reuteri	2	n.r.	8	64	64	1	1	16	4
Lactobacillus facultative heterofermentative	4	n.r.	16	64	64	1	1	8	4
Lactobacillus plantarum/pentosus	2	n.r.	16	64	n.r.	1	2	32	8
Lactobacillus rhamnosus	4	n.r.	16	64	32	1	1	8	4
Lactobacillus casei /paracasei	4	n.r.	32	64	64	1	1	4	4
Bifidobacterium	2	2	64	n.r.	128	1	1	8	4
Pediococcus	4	n.r.	16	64	64	1	1	8	4
Leuconostoc	2	n.r.	16	16	64	1	1	8	4
Lactococcus lactis	2	4	32	64	32	1	1	4	8
Streptococcus thermophilus	2	4	32	64	64	2	2	4	4
Bacillus spp	n.r.	4	4	8	8	4	4	8	8
Propionibacterium	2	4	64	64	64	0.5	0.25	2	2
Other Gram +	1	2	4	16	8	0.5	0.25	2	2

n.r. not required.
[a] including *L. delbrueckii, L. helveticus*
[b] not required for *L. salivarius*
[c] including *L. fermentum*

Tomado: European Food Safety Authority (EFSA) 2012

1.4.1.2 Identificación de las cepas seleccionadas

Una apropiada clasificación taxonómica de los probióticos es un aspecto fundamental con importantes connotaciones en la seguridad y en los aspectos legales de los mismos. El grupo de trabajo FAO/OMS (FAO/WHO, 2001) pondera que los microorganismos probióticos deben ser clasificados de acuerdo al Código Internacional de Nomenclatura y depositados en una colección de cultivos reconocida (en España la más reconocida es la Colección Española de Cultivos Tipo, que asigna un código a cada cepa depositada precedida de las siglas de la colección, CECT). La identificación genética del microorganismo debe llevarse a cabo con métodos como la hibridación ADN/ARN o la secuenciación del ARN16s. Esta identificación genética permite la correcta clasificación del microorganismo.

1.4.1.3 Estudios en animales

Las pruebas en animales han sido consideradas tradicionalmente como una parte esencial en la evaluación de la seguridad de cualquier preparado que se pretenda administrar a humanos. No obstante, los modelos animales también son objeto de controversia por las connotaciones éticas inherentes y porque frecuentemente los datos de seguridad obtenidos no son directamente extrapolables a la especie humana (Sanders, *et. al,* 2010). Los estudios de toxicidad en animales sí son generalmente aceptados como una herramienta muy fiable para analizar la toxicidad aguda de un compuesto. Hasta la fecha, los estudios de toxicidad oral aguda, subcrónica y crónica de probióticos en modelos estándar no han mostrado efectos adversos, incluso cuando se han administrado a grandes dosis (hasta 10.000 veces mayores que las consumidas normalmente en humanos) durante un periodo de tiempo prolongado (Ishibashi, *et. al,* 2001; Sanders, *et. al,* 2010).

Globalmente, aunque las distintas pruebas *in vitro*, *ex vivo* y en modelos animales pueden proporcionar información útil durante el proceso de selección de cepas, los únicos datos que permiten evaluar la seguridad de un probiótico de una forma directa son los que se obtienen en el curso de ensayos clínicos de fase 1, 2 y 3, correctamente diseñados y dirigidos específicamente a la población diana (Rodríguez, 2015).

1.4.1.4 Estudios en humanos

En general, se recomienda que la primera vez que un probiótico se vaya a usar en humanos, el principal criterio a analizar sea la seguridad. Esto es especialmente relevante cuando se trata de probióticos para alimentación infantil. Según la Sociedad europea de gastroenterología pediatriaca, hepatología y nutrición (ESPGHAN) hay datos suficientes para soportar la seguridad de los probióticos en niños de 6 meses en adelante, pero sin embargo los datos sobre su uso en neonatos son mucho más escasos. La evaluación de la seguridad de diferentes cepas probióticas en recién nacidos ha puesto de manifiesto que la curva de crecimiento de los niños fue favorable y no existió incidencia de reacciones adversas, resultando todas las cepas analizadas seguras para su uso en neonatos (Gil, *et. al,* 2012; AlFaleh, *et. al,* 2013; Szajewska, *et. al,* 2013; Narbona, *et. al,* 2014; Cekola, *et. al,* 2015).

1.5 Funcionalidad.

Los criterios de selección de los probióticos suelen incluir, una serie de prerrequisitos para que la cepa pueda alcanzar su lugar de acción a una concentración y, por otra, propiedades que pudieran asociarse a un efecto beneficoso (Maldonado, *et. al,* 2014; Rodríguez, 2015) (Tabla Nº 3 y Figura Nº 1).

Tabla Nº 3 Ensayos relacionados con la funcionalidad de porbioticos

ENSAYOS			
Adhesión Intestinal	Propiedades antimicrobianas	Inmunomodulación	Resistencia al Aparato Digestivo

Tomado: Maldonado, *et. al,* 2014c; Rodríguez, 2015

Figura Nº 1. Principales mecanismos de acción de los Probióticos

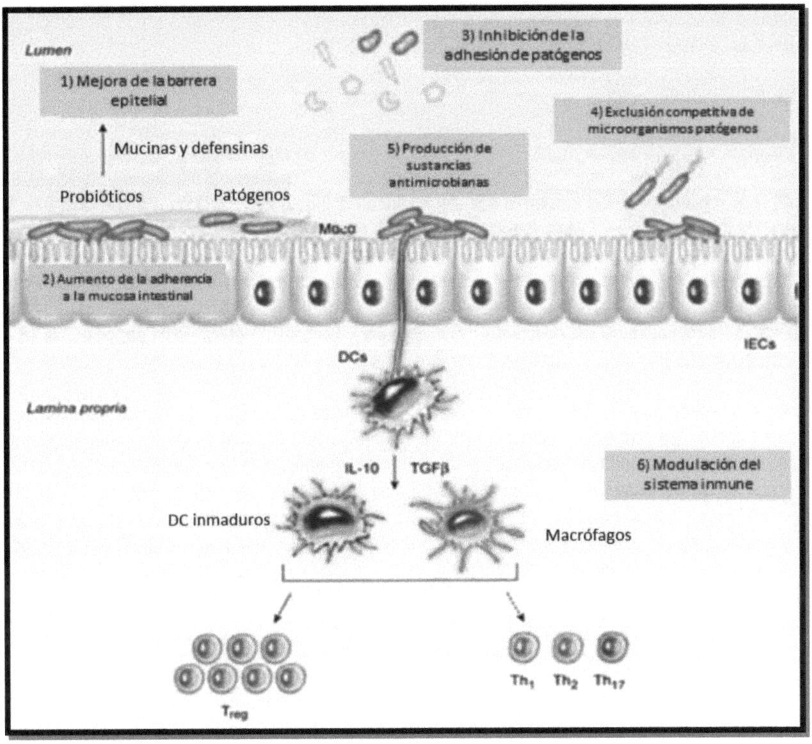

Tomado: Bermúdez-Brito, *et. al*, 2012.

1.5.1. *Resistencia durante el tránsito por el aparato digestivo*

La característica esencial a la hora de elegir un probiótico es la resistencia a la acidez gástrica y a las sales biliares, ya que son condiciones de estrés que constituyen una barrera limitante para su supervivencia en el ecosistema. Con el fin de demostrar si es capaz de aguantar estas condiciones, se realizan estudios *in vitro* que simulan las condiciones de acidez producidas por las secreciones gastrointestinales en individuos sanos (Charteris, *et. al*, 1998; Dunne, *et. al*, 2001; Fernández, *et. al*,. 2003; Martins, *et. al*, 2009), o el uso de modelos que simulan procesos *in vivo*, como es el empleado y desarrollado por el TNO (*Netherlands Organisation for Applied Scientific Research*) (Marteu, *et. al*, 1997).

1.5.2. *Adhesión y colonización intestinal*

La adhesión y la colonización es fundamental para la correcta acción de los probióticos es indispensable que pasen un periodo de tiempo dentro del tubo digestivo. Por lo tanto, la adherencia al mucus y a las células epiteliales se consideran propiedades que los probióticos deben poseer para ejercer efectos inmunomoduladores (Martins, *et. al*, 2009; Kotzamanidis, *et. al*, 2010) y de excluir la adhesión de patógenos (Bernet, *et. al*, 1994). Para probar esta capacidad de adhesión y colonización en el intestino, se utilizan estudios *in vitro*. Para ello se utilizan líneas celulares derivadas del adenocarcinoma de colon, como la línea Caco 2 y la HT29. Existen muchos trabajos en los que se utilizan ambas líneas celulares para demostrar la capacidad de adhesión de los probióticos a estas células una vez diferenciadas y tras un tiempo en cultivo (Bernet, *et. al*, 1994; Dunne, *et. al*, 2001; Preising, *et. al*, 2010).

1.5.3. *Inmunomodulación*

Los procesos de disbiosis de la microbiota endógena alteran las respuestas inmunitarias y contribuyen a la aparición de enfermedades infecciosas, inflamatorias y autoinmunes. La interacción realizada entre los probióticos y las células que forman el epitelio intestinal es fundamental a la hora de producir un efecto en el sistema inmune y de modularlo, induciendo un perfil de citoquinas determinado (Maldonado, *et. al*, 2014). En este sentido, se han evaluado efectos de diversas cepas bacterianas sobre los distintos componentes tanto de la inmunidad innata como de la adaptativa o adquirida. Estos estudios abordan la proliferación y expresión génica de diversas poblaciones de células del sistema inmunitario y la producción de un amplio espectro de inmunoglobulinas, citoquinas, quimioquinas y factores de crecimiento por parte de las mismas (Hardy, *et. al*, 2013).

Además de ejercer una acción por medio del contacto con los enterocitos, numerosos estudios evidencian la capacidad de los probióticos para modular tanto la respuesta inmunitaria innata como la adquirida, por medio de la activación de las células NK en el caso de la inmunidad innata (Olivares, *et. al*, 2007) y de los linfocitos T en el caso de la inmunidad adquirida (Pérez, *et. al*, 2010), (Figura Nº 2). Mediante experimentación animal se ha comprobado que los probióticos producen una reducción de la incidencia y de los síntomas de alergia alimentaria y una reducción de la respuesta inflamatoria en modelos de enfermedad inflamatoria intestinal, entre otras acciones (Isolauri, *et. al*, 2012; Jonkers, *et. al*, 2012).

Figura Nº2. Mecanismo de probiosis en el tracto gastrointestinal

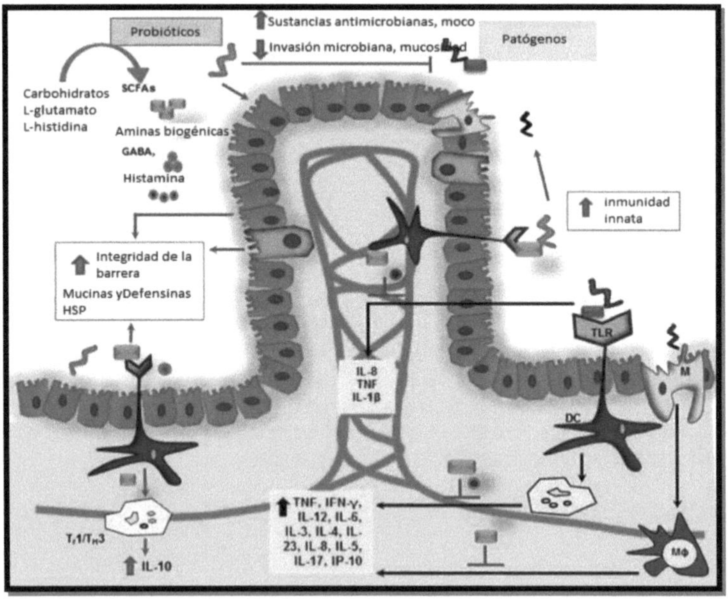

Tomado: Ganesh, 2015.

El mecanismo de porbiosis en el tracto gastrointestinal ocurre cuando las células dendríticas del intestino interactúan con las bacterias presentes en la luz intestinal e intervienen en la respuesta de tolerancia o respuesta inmune frente a las mismas, mediante la regulación de la diferenciación de las células T en Th1, Th2, Th17 o células Treg. Diversos tipos de células Treg, tales como Th3, TR1, CD4+CD25+ regulador, CD8+ supresor y las céluas Tγδ, pueden ser influenciadas por los probióticos. Ya que estas células reguladoras desempeñan un papel significativo en la respuesta inmune, los probióticos pueden ejercer sus efectos antiinflamatorios a través de su acción moduladora sobre estas células (Thomas, *et. al*, 2010; Bermudez, *et. al*, 2012). Por otro lado, diversos estudios han demostrado que los probióticos pueden estimular la producción de IgA por las células plasmáticas, si bien esta capacidad de estímulo es dependiente de la cepa (Ganesh, 2015).

Experimentos *in vitro* han demostrado cómo distintas cepas de probióticos modulan la respuesta inmune analizando el carácter antiinflamatorio que puede poseer una cepa de probiótico por la reducción de la secreción de IL-8 en células Caco 2 o T 84 (Preising, *et. al*, 2010). El perfil de citoquinas y de otros mediadores inducido en los enterocitos, actuará sobre las células del sistema inmune diferenciándolas hacia un tipo de respuesta determinada.

Otros estudios realizados a nivel *in vitro* con distintos tipos de células como macrófagos, linfocitos, células dendríticas, células NK, linfocitos T o con células de Kúpffer (Martins, *et. al*, 2009; Dong, *et. al*, 2010; Pérez, *et. al*, 2010; Verbeek, *et. al*, 2010), han demostrado que la interacción entre estos tipos celulares y las bacterias probióticas u otro tipo de microorganismos, se produce por medio de receptores específicos, los TLR. A partir de esta interacción y dependiendo del estímulo, se desencadenará una respuesta de tipo antiinflamatoria, proinflamatoria o reguladora. Estos estudios han demostrado que la capacidad inmunomoduladora de algunas cepas probióticas depende del estado de activación de dichas células.

Se ha observado que en ausencia de estímulos, los probióticos pueden actuar como agentes inmnoestimulantes produciendo un aumento de la expresión de citoquiinas Th1 y mediadores inflamatorios, como lo son el TNFα, IL-12 e IL-2. Sin embargo, la misma cepa es capaz de producir un efecto contrario en el caso de que las células se encuentren previamente activadas, reduciendo la expresión de las citoquinas inducidas por agentes bacterianos. Este efecto probablemente sea debido a un aumento de la producción de IL-10, la cual es una citoquina de tipo regulador, cuya producción se ve aumentada gracias a la acción de ciertas cepas de probióticos (Díaz, *et. al*, 2007). Se ha comprobado que *Lactobacillus salivarius* CECT 5713 es capaz de modular la respuesta del sistema inmune: sin estímulos da lugar a un aumento de la producción de citoquinas de tipo Th1, como lo son el TNFα, IL-12 e IL-2, mientras que en presencia de estímulo como puede ser la molécula de origen bacteriano LPS, el efecto de los lactobacilos es distinto, y da lugar a una reducción de la secreción de citoquinas de tipo Th1 (Díaz, *et. al*, 2007).

Los efectos inmunomodulatorios de los probióticos también han sido reflejados en estudios con animales de experimentación, demostrándose un aumento de la respuesta del sistema inmune tanto de tipo innato como adquirido en ratones (Díaz, *et. al*, 2007). Debido a esta actividad de tipo inmunoestimuladora, se da un efecto de tipo antiinfeccioso en modelos de infección por *Salmonella* en ratones (Olivares, *et. al*, 2006). En modelos de inflamación intestinal, el uso de un probiótico ha llevado consigo resultados positivos reduciendo el daño en el tejido intestinal, debido a la acción de tipo antiinflamatoria realizada por parte del tratamiento con un probiótico (Perán, *et. al*, 2007).
Los probióticos han demostrado modular la respuesta inmune en personas sanas, aumentando la respuesta de las células NK y el nivel de Ig A tras tres meses de consumo (Olivares, *et. al*, 2006; Parra, *et. al*, 2004).

La producción de citoquinas por macrófagos derivados de la médula ósea (BMDM) se incubó con Lactobacillus salivarius (barras grises), Lactobacillus fermentum (barras negras) o en ausencia de bacterias (barras blancas). BMDM no estimulada; LPS (10 ng ml - 1) estimuló BMDM. Los resultados se expresan como concentración de citoquina (pg ml-1) ± SD. Para elucidar el tipo de respuesta inmunitaria, se representan la relación IL-12 / IL-10, TNF / IL-10 y IL-1β / IL-10 desencadenada.

1.5.4. *Neuromodulación*

Es uno de los efectos más prometedores en el campo de los probióticos. El tracto intestinal contiene una gran y compleja red neural (el sistema nervioso entérico), cuya principal función es regular la fisiología del intestino y modular la comunicación entre éste y el Sistema Nervioso Central. Este sistema de comunicación se denomina "eje intestino-cerebro", el cual modula la coordinación entre cerebro, intestino y sistemas endocrino e inmune implicados en mantener la función intestinal.

 Alteraciones en este eje se han asociado con alteraciones psiquiátricas y de la función intestinal (Bonaz, *et. al*, 2013; Galland, 2014; Mayer, *et. al*, 2015). Determinados probióticos son capaces de influir sobre esta conexión intestino-cerebro y, por tanto, sobre los procesos cognitivos y emocionales e incrementar le eficacia de los psicofármacos, además de los beneficios que puedan derivarse tanto sistémicos como intestinales (Critchfield, *et. al*, 2011; Saulnier, *et. al*, 2013; Mayer, *et. al*, 2014; Petra, *et. al*, 2015).

1.5.5. *Propiedades antimicrobianas*

Existen varios mecanismos por las cuales los probióticos desempeñan una función antimicrobiana. Entre ellos destaca la producción de sustancias antimicrobianas y la inhibición debida a fenómenos de competición por adhesión y por substratos (Lara, *et. al*, 2007; Rodríguez, 2015; Vandenplas, *et. al*, 2015).

El antagonismo microbiano de los probióticos depende, en parte, de su capacidad de adherencia a las mucosas. Es una característica clave para que una cepa pueda evitar el asentamiento de un patógeno potencial. En el proceso están implicados diversos componentes superficiales, incluyendo proteínas de unión al mucus, y algunas estructuras específicas, como los *pili* descritos en algunas cepas de *Lactobacillus rhamnosus*. Adicionalmente, la capacidad de autoagregación puede aumentar sustancialmente la capacidad de colonización en aquellos ecosistemas en los que los probióticos tienen un tiempo de residencia corto (Rodríguez, 2015).

La propiedad relevante de algunas cepas probióticas de coagregar con ciertos patógenos le permite impedir su acceso a las mucosas. El efecto antimicrobiano de la congregación es particularmente intenso cuando la misma cepa es capaz de producir sustancias antimicrobianas que inhiban al patógeno en cuestión (Boris, *et. al*, 1998). La integridad de las mucosas está influenciada por muchos factores, incluyendo su permeabilidad, la composición de las mucinas, el estrés oxidativo y el recambio de las células de la mucosa. Diversos estudios han demostrado la capacidad de algunos probióticos para mantener o mejorar la función de barrera intestinal mediante la modificación de la expresión de los genes que codifican proteínas de las zonas de oclusión, la modificación de la composición de monosacáridos de las mucinas, el aumento del grosor de la capa de mucus, la inhibición de los procesos de apoptosis y/o la promoción de la diferenciación celular y de actividades citoprotectoras, incluyendo la reducción del estrés oxidativo (Howarth, *et. al*, 2013).

 El efecto protector de los probióticos viene también determinado por la generación de compuestos antimicrobianos (Rodríguez, 2015). El más universal es el ácido (láctico, acético, propiónico y/o butírico) que resulta del metabolismo fermentativo de los azúcares, dado que la mayoría de los organismos probióticos son anaerobios aerotolerantes o estrictos (De Keersmaecker, *et. al*, 2006). La generación de agua oxigenada es un carácter muy demandado en los candidatos a probióticos vaginales, porque juega un papel capital en la protección de dicha cavidad. También interviene en la producción de bacteriocinas (nisina, pediocina y plantaricinas, entre otras) producidas por los probióticos, que son péptidos que producen poros en la membrana de las bacterias susceptibles o inducen su lisis, siendo, por tanto, bactericidas.

Se ha comprobado como los sobrenadantes de cultivos de probióticos pertenecientes a *Lactobacillus rhamnosus* GG y *Lactobacillus reuteri* DSM inhibieron el crecimiento de *Salmonella entérica*, viéndose una clara reducción del crecimiento del patógeno en condiciones de anaerobiosis (Marianelli, *et. al*, 2010). En un estudio *in vitro* realizado con 4 cepas aisladas de leche materna se demostró la capacidad de inhibir el crecimiento de *Staphilococus aureus*, *Listeria monocytogenes*, *Salmonella cholerasuis*, *Escherichia coli* y *Clostridium* así como de interferir en la adhesión de patógenos intestinales (Olivares, *et. al*, 2006).

1.5.6 *Aspectos tecnológicos*

Son muy importantes en la selección de probióticos para su posterior comercialización. Inicialmente, las investigaciones sobre probióticos suelen hacerse en el laboratorio, donde los volúmenes de los cultivos se miden en mililitros o litros mientras que en escala industrial se suelen medir en metros cúbicos. El hecho de que una cepa bacteriana crezca bien en condiciones de laboratorio (pequeños volúmenes, medios de cultivo complejo) no significa, que vaya a suceder lo mismo en condiciones industriales. Por lo tanto, se deben tener en cuenta todas aquellas características de los probióticos que puedan influir en su producción industrial, ya que hay que asegurar la viabilidad de las cepas en número suficiente y el mantenimiento de sus propiedades funcionales durante el proceso productivo, el almacenamiento y la distribución de las cepas y/o alimentos con probióticos (Sanders, *et. al*, 1999; Shah, 2000).

En este sentido, las empresas que comercializan o desean comercializar probióticos se enfrentan a dos retos tecnológicos importantes: El primero: a la necesidad de obtener una biomasa bacteriana muy elevada de forma económicamente rentable y el segundo: a la necesidad de que la concentración de bacterias viables necesaria para ejercer el efecto beneficioso se mantenga hasta el final de la vida útil del producto (Rodríguez, 2015). Ambos aspectos están relacionados con las características fisiológicas de cada cepa, por lo que las condiciones deben establecerse caso a caso. Además, la viabilidad también depende del formato en el que se vayan a administrar las bacterias ya que, por ejemplo, la vida útil de los productos lácteos probióticos refrigerados es notablemente más corta que la de los productos liofilizados que se venden con una presentación medicamentosa (cápsula, polvo). En cualquier caso, resulta imprescindible la aplicación de los principios del sistema de Análisis de Peligros y Puntos de Control Críticos (APPCC) y de buenas prácticas de fabricación para garantizar que los preparados probióticos llegan al consumidor con la máxima calidad posible. Cuando una empresa introduce un probiótico en el mercado, debería asegurar que está bien etiquetado. En este sentido, el comité de expertos de la FAO/WHO (2002) recomendó que se recoja la siguiente información en la etiqueta de cualquier producto que contenga probióticos:
a) género, especie y cepa;
b) dosis mínima de microorganismos viables al final de la vida útil;
c) cantidad necesaria de producto que se debe consumir para conseguir la dosis efectiva;
d) efecto(s) beneficioso(s);
e) condiciones de almacenamiento,
f) forma de contacto con el servicio de atención al cliente.

1.6 Aplicaciones de los probióticos.

Se han descrito aspectos beneficiosos de los probióticos en el tratamiento y prevención de distintas patologías (Tabla Nº 4), algunas de las cuales están ya muy sustentadas por numerosos estudios clínicos y otras requieren de más estudios que corroboren los resultados obtenidos hasta el momento (Naspghan, 2006; Thomas, *et. al*, 2010; Wallace, *et. al*, 2011).
Existen muchos estudios sobre el uso de probióticos para la prevención y tratamiento de la diarrea infecciosa y la diarrea asociada a antibióticos, principalmente en niños. La utilidad en el tratamiento de la diarrea aguda infecciosa está bien documentada, especialmente en la diarrea de origen viral (Wolvers, *et. al*, 2010; Guarino, *et. al*, 2014; Szajewska, *et. al*, 2014; Guarino, *et. al*, 2015; Vandenplas, *et. al*, 2015; Urbańska, *et. al*, 2016). La guía europea para el tratamiento de la diarrea aguda concluyó que ciertas cepas

probióticas pueden ser usadas como adyuvante, junto con la terapia de rehidratación, en el tratamiento de niños con gastroenteritis aguda, pero también deja claro que debido a la gran profusión de lactobacilos existentes y que no todos ellos funcionan igual para avalar una eficacia, es indispensable disponer de amplia documentación científica del producto.

Tabla N° 4. Aplicaciones de los probióticos en patologías médicas.

APLICACIONES CLINICAS EN EL PRESENTE
✓ Intolerancia a la Lactosa
✓ Gastroenteritis: Aguda Asociada a Antibióticos Gastroenteritis asociada a *Clostridium difficile* Diarrea del Viajero
✓ Reacciones Alérgicas
✓ Infecciones respiratorias en Niños y Adultos
✓ Caries
✓ Enfermedad Inflamatoria Intestinal * Enfermedad de Crohn *Colitis ulcerosa ✓ Otras patologías intestinales *Colón irritable *Enterocolitis necrotizante
✓ Tratamiento en infecciones con *Helicobacter pylori*
POSIBLES APLICACIONES CLINICAS EN EL FUTURO
✓ Artritis reumatoide
✓ Cáncer
✓ Enfermedades Hepáticas inducidas por etanol
✓ Diabetes

Tomado: Naspghan, 2006; Thomas, *et. al,* 2010; Wallace, *et. al,* 2011

Diversas investigaciones han determinado que entre el 11 y el 40% de los niños tratados con antibiótico sufren de diarrea asociada al tratamiento (Turck, *et. al,* 2003). Existen evidencias clínicas que demuestran una eficacia en la prevención y tratamiento de esta patología, viéndose una reducción de la sintomatología diarreica tras el consumo de probióticos, tanto en niños como en adultos (Goldenberg, *et. al,* 2015; Szajewska, *et. al,* 2016). Una de los patógenos oportunistas que se asocia a la diarrea por tratamiento antibiótico es *Clostridium difficile*, productor de toxinas y agente etiológico de la colitis seudomembranosa (Rodríguez, *et. al,* 2015). Estudios ejecutados en estos casos muestran que los probióticos poseen la capacidad de restaurar el balance microbiano y de esta forma bloquear la proliferación del *Clostridium difficile* actuando tanto a nivel preventivo como de tratamiento (McFarland, 2006; Johnston, *et. al,* 2012; Goldenberg, *et. al,* 2013).

Se ha observado como algunas cepas de probióticos pueden ejercer un efecto preventivo en la diarrea del viajero (Mc Farland, 2007; Islam, 2016), si bien la heterogeneidad en el diseño de los estudios tanto a nivel de cepa, dosis y duración del tratamiento, hace que sean necesarios más estudios que evidencien el efecto preventivo de los probióticos frente a este tipo de diarrea (Wolvers, *et. al,* 2010).

La enterocolitis necrotizante es la patología digestiva adquirida más frecuente y grave en el periodo neonatal, que ocasiona una importante morbi-mortalidad. Según los últimos metaanálisis, el tratamiento profiláctico con probióticos en el recién nacido prematuro disminuye de manera significativa el riesgo de padecer una enterocolitis necrotizante grave. Dicho tratamiento también ha demostrado una disminución de la mortalidad, de los días de hospitalización y de los días tras los que se alcanza la nutrición enteral exclusiva (AlFaleh, *et. al,* 2014; Olsen, *et. al,* 2016). Por ello, el Grupo de Nutrición y Metabolismo de la Sociedad Española de Neonatología indica que en situaciones con alta incidencia local de enterocolitis, la suplementación con probióticos puede ser recomendada en los recién nacidos de muy bajo peso, ya que se asocia con una disminución del riesgo de enterocolitis y de muerte en los que presentan un peso >1.000 g (Narbona, *et. al,* 2014). Sin embargo, este efecto beneficioso no se ha observado en los recién nacidos con un peso <1.000 g (Warner, *et. al,* 2016).

En cuanto a los cólicos del lactante, existe escasa evidencia que avale el uso de probióticos. Existen datos de que el uso de *Lactobacillus reuteri* mejora las crisis de llanto y que el tratamiento es efectivo, pero sólo después de 2-3 semanas de tratamiento, a la evolución natural de este transtorno (Urbanska, *et. al,* 2014; Chau, *et. al,* 2015; Xu, *et. al,* 2015). Sin embargo, en otros estudios solo se encontró mejoría en los lactantes que tomaban leche materna (Anabrees, *et. al,* 2013; Sung, *et. al,* 2013), lo que limitaría su utilidad terapéutica, e incluso que la administración de *Lactobacillus reuteri* no tiene efectos beneficiosos sobre los lactantes con cólico, tanto si toman pecho como si toman fórmula (Sung, *et. al,* 2014). Otros bacilos y *bifidobacterias* también parecen tener algún efecto beneficioso en la mejoría de los síntomas del cólico del lactante (Aloisio, *et. al,* 2012; Pärty, *et. al,* 2015).

Distintas evidencias sugieren un importante papel de la microbiota intestinal en el desarrollo de la inflamación crónica de la mucosa intestinal en la enfermedad inflamatoria intestinal, habiéndose identificado una disbiosis intestinal en estos pacientes (Matsuoka, *et. al,* 2015). No existen evidencias claras de la utilidad de los probióticos en el tratamiento de estas patologías, ya que existen estudios que no encuentran ninguna efectividad (Rahimi, *et. al,* 2008), y otros en los que si se observaron beneficios (Hart, *et. al,* 2003; Hedin, *et. al,* 2007) si bien dicha eficacia de los probióticos se demostró en la colitis ulcerosa, pero no en la enfermedad de Crohn. El VSL # 3 es una preparación liofilizada que contiene ocho bacterias diferentes (*L. acidophilus, L. bulgaricus, L casei, L. plantarum, Streptococcus thermophilus, B. breve, B. infantis* y *B. longum*) y se ha demostrado su eficacia en la prevención de la recurrencia en pacientes con pouchitis crónica recidivante, o inflamación a nivel ileo-anal y en su mantenimiento en pacientes con colitis ulcerosa activa (Miele, *et. al,* 2009; Tursi, *et. al,* 2010; Shen, *et. al,* 2014). Otras bacterias como *Nissle* 1917 (Kruis, *et. al,* 2004) y *Lactobacillus GG* (Zocco, *et. al,* 2006) también han demostrado eficacia en el mantenimiento de la remisión en la colitis ulcerosa, pero no en pacientes con enfermedad de Crohn (Fedorak, *et. al,* 2012; Scaldaferri, *et. al,* 2013).

En relación con el síndrome de intestino irritable, un metaanálisis realizado por McFarland y Dublin (2008) mostró que los probióticos producían una mejoría de la sintomatología clínica comparados con placebo. Otros estudios parecen confirmar esta mejoría de los síntomas al encontrar un efecto beneficioso sobre el dolor y la flatulencia (*Lactobacillus GG* y VSL # 3) pero no sobre la distensión abdominal ni sobre la frecuencia de las crisis de dolor, e incluso ningún efecto (Whelan, *et. al,* 2011; Simrén, *et. al,* 2013; Korterink, *et. al,* 2014; Huertas, *et. al,* 2014; Vandenplas, *et. al,* 2015), por lo que no existe una evidencia clara para su utilización en este cuadro clínico y no se pueden recomendar cepas específicas para el tratamiento de rutina (Islam, 2016).

Las infecciones debidas a *H. pylori* son una de las principales causas de gastritis crónicas y úlceras gástricas. Algunos probióticos han demostrado ser eficaces al asociarlos al tratamiento antibiótico mejororando las tasas de erradicación, lo que no ocurre si se administra solamente el probiótico (Lionetti, *et. al,* 2010; Wang, *et. al,* 2013; Zheng, *et. al,* 2013; Patel, *et. al,* 2014).

Existen estudios que demuestran un efecto beneficioso tras el consumo de probióticos en yogures, viéndose una mayor digestión de la lactosa (He, *et. al,* 2008; Ojetti, *et. al,* 2010). En una guía publicada sobre el impacto de los probióticos sobre la función digestiva, se concluye que si bien hay evidencias de efectividad de los probióticos sobre la intolerancia a la lactosa, ésta es dependiente de la cepa (Rabot, *et. al*, 2010). Si bien hay estudios que demuestran una mejor digestión de lactosa y menor excreción de hidrógeno en el aire espirado en pacientes que consumen lácteos fermentados, en la actualidad, no existe evidencia suficiente para recomendar el uso de probióticos en el manejo sistemático de la intolerancia a la lactosa (Álvarez, *et. al*, 2013).

El potencial de determinadas cepas bacterianas para suprimir la respuesta mediada por Th2, favorecer la respuesta inmune Th1 y Th3 y aumentar las respuestas inmunes mediadas por linfocitos T reguladores (Treg) en los pacientes atópicos, puede crear condiciones óptimas para reconducir la memoria inmune y reducir el riesgo de enfermedad atópica (Rather, *et. al*, 2016). Revisiones sobre prevención de atopia y probióticos, han puesto de manifiesto que la administración de probióticos durante el embarazo y la lactancia a madres con antecedentes de atopia, reduce el riesgo de dermatitis atópica y sensibilización alérgica en el niño (Osborn, *et. al*, 2007; Frei, *et. al*, 2015). Sin embargo, este efecto no se observó cuando los probióticos se administraron sólo prenatalmente o sólo postnatalmente (Zhang, *et. al*, 2016). Por otro lado, existen estudios donde la utilización de probióticos no produjo una reducción en la incidencia de dermatitis atópica (Taylor, *et. al*, 2007; Kopp, *et. al*, 2008; Boyle, *et. al*, 2008; Allen, *et. al*, 2014). En definitiva, no existen datos consistentes para apoyar la eficacia de la administración de probióticos para la prevención de la dermatitis atópica. En lo que respecta al tratamiento de la dermatitis atópica, las pruebas que apoyan el uso de probióticos son muy limitadas y los resultados de los metaanálisis son inconsistentes (Boyle, *et. al*, 2008; Kim, *et. al*, 2014; Rather, *et. al*, 2016) y, por lo tanto, no se ha establecido definitivamente el papel de los probióticos en el tratamiento de la dermatitis atópica.

Durante los últimos años se han realizado numerosos estudios que han evaluado el papel de los probióticos en la alergia alimentaria, observándose que la administración oral de *Lactobacillus* y *Bifidobacterium* podría disminuir la tasa de alergias alimentarias (Álvarez, *et. al*, 2013; ZukieWicz, *et. al*, 2014). Una revisión reciente llega a la conclusión de que los probióticos administrados prenatalmente y postnatalmente podrían ser una forma factible de prevenir la hipersensibilidad alimentaria en niños pequeños (Zhang, *et. al*, 2016). En niños entre 4 y 12 años, el consumo de una leche fermentada que contenía dos cepas probióticas, *L. gasseri* CECT 5716 y *L. coryniformis* CECT 5711, se detectaron cambios significativos en parámetros bioquímicos e inmunológicos que podrían influir en una mejora del bienestar de los voluntarios (Martínez, *et. al*, 2009).

En relación con las infecciones respiratorias, se ha comprobado que los probióticos reducen el número de episodios de infección de vías respiratorias altas, la duración media de cada episodio, el consumo de antibióticos y el absentismo escolar o de la guardería, pero la calidad de la evidencia de estos estudios es baja o muy baja (Hojsak, *et. al*, 2010; Hao, *et. al*, 2015; Wang, *et. al*, 2016).

2. IMPORTANCIA DEL EMPLEO DE LECHE MATERNA EN RECIÉN NACIDOS

2.1 Componentes inmunológicos de la leche humana.

Diversas Investigaciones han demostrado que la leche humana no sólo aporta al recién nacido los nutrientes que necesita para su correcto desarrollo, sino que además aporta una serie de componentes bioactivos que confieren a la lactancia importantes ventajas. Así, la leche humana tiene componentes que le confieren efectos antiinfecciosos, antiinflamatorios e inmunomoduladores, que le permiten proteger al lactante de diversas patologías (Jeurink, *et. al*, 2013).

2.2 Protección frente a infecciones gastrointestinales y respiratorias.

Existen evidencias de que la leche humana protege al niño contra numerosas infecciones a las que está expuesto durante el primer año de vida (Field, 2005; Lawrence, *et. al*, 2007). Los niños que no han sido alimentados al pecho tienen una probabilidad 17 veces mayor de ser hospitalizados por neumonía que aquellos que han sido amamantados; esta probabilidad es aún mayor para niños menores de 3 meses (César, *et. al*, 1999). Existen estudios que sugieren que el riesgo de muerte por diarrea aumenta 14,2 veces en niños no amamantados (Victora, *et. al*, 1987) y que los niños que no toman lactancia materna tienen un riesgo hasta 9 veces mayor de padecer diarrea (Lamberti, *et. al*, 2011; Strand, *et. al*, 2012). Asimismo, la lactancia materna ha sido relacionada con una menor incidencia de otitis media, infecciones urinarias y meningitis causada por *Haemophilus inflenzae* (Nascimento, *et. al*, 2003).

El recién nacido es incapaz de desarrollar su propia respuesta inmunitaria local para proteger su mucosa intestinal, uno de los primeros lugares que van a entrar en contacto con los antígenos presentes en la leche y el ambiente. La protección pasiva de la mucosa intestinal del niño en su primera etapa después del nacimiento depende en gran medida de componentes inmunitarios contenidos en la leche materna (Hosea, *et. al*, 2008). Esta inmunidad está estrechamente ligada al intestino materno y al circuito enteromamario: el sistema inmunitario maduro de la madre transfiere a la leche materna células activadas e inmunoglobulinas que se transmiten directamente al bebé protegiéndole frente a patógenos (Newburg, *et. al*, 2007).

Durante la lactancia se desarrolla y se activa en el lactante el tejido linfoide relacionado con las mucosas en el intestino (GALT), los pulmones, las glándulas mamarias, las glándulas salivales y lagrimales, y las vías genitourinarias. Este proceso se realiza a través del *eje entero-mamario* (Newburg, 2007; García, 2011). Cuando la madre ingiere antígenos bacterianos, virales y otros, llegan al intestino y en el segmento terminal del íleon, donde se encuentra el GALT, son capturados por las células M y transportados a las placas de Peyer. Aquí se encuentran las células dendríticas que presentan los antígenos a los linfocitos T, cuya respuesta es la secreción de determinadas citoquinas, entre las que destaca el factor de crecimiento transformador β, (TGF-β), implicadas en la diferenciación de las células B a células productoras de IgA específica para ese antígeno determinado. Las células B emigran por los ganglios linfáticos regionales del mesenterio y llegan al conducto torácico, donde se dividen en tres compartimentos: las glándulas mamarias, los tejidos linfáticos del intestino materno y el sistema bronquial. En estas regiones anatómicas maduran y se transforman en células plasmáticas productoras de IgA. Inicialmente las IgA son monómeros y en las células epiteliales de las glándulas exocrinas (mama, lagrimal, salival), los sistemas respiratorio, digestivo y urinario, se unen en pares con la cadena J para formar el dímero de IgA; se fijan a las glicoproteínas (componente secretor) para resistir y protegerse de la digestión enzimática y están listas para ser transportadas a través de las células epiteliales y aparecer en las secreciones exocrinas en la superficie las membranas mucosas. Las IgA producidas por las células plasmáticas en los puntos efectores son transportadas activamente a través de las células epiteliales de la glándula mamaria, liberándose a la leche materna el complejo denominado IgAs.

Otro papel que pueden jugar estas células (células dendríticas, macrófagos, etc.) es el de transportar bacterias comensales (Martín, *et. al*, 2004). En este sentido, Pérez, *et. al* (2007) observaron mediante microscopía la asociación de bacterias a células mononucleares en muestras de leche y sangre de madres lactantes. Estas bacterias que transporta la leche serían una fuente importante de microorganismos para la colonización del intestino neonatal, además de formar parte de la educación del sistema inmune neonatal para diferenciar entre antígenos propios, antígenos procedentes de la dieta, organismos comensales y posibles patógenos (Martín, *et. al*, 2003; Pérez, *et. al*, 2007).

Los componentes inmunológicos de la leche materna como responsables de la actividad atiintinfeciosa. La composición inmunológica de la leche materna es en gran medida responsable de su papel antiinfeccioso. Dichos componentes inmunológicos pueden dividirse en celulares y humorales, pudiendo ser a su vez específicos y no específicos (Tabla Nº5). Los elementos celulares están constituidos principalmente por macrófagos, células T, células madre y linfocitos presentes en alto número en las primeras etapas de la lactancia (Ballard, *et. al*, 2013).

- **Macrófagos:** son componentes celulares no específicos y los más abundantes en la leche humana (80-90%). Tienen capacidad fagocítica, lo que les confiere propiedades bactericidas y fungicidas, y tienen capacidad de distinguir las células dendríticas que estimulan la actividad de las células T en el lactante (Ichikawa, *et. al*, 2003) y le provee de protección frente a los microorganismos patógenos mientras estimula el desarrollo del sistema inmunológico. Además los macrófagos sintetizan algunos componentes de defensa humorales, como C3 y C4, lisozima y lactoferrina (Xanthou, 1998).

- **Linfocitos:** representan el 5-10% del total de glóbulos blancos (Riordan, *et. al*, 2009). Se encuentran principalmente linfocitos T, con actividad citotóxica frente a microorganismos. En menor número existen linfocitos B, responsables de la síntesis de anticuerpos específicos frente a numerosos patógenos.

Tabla Nº 5. Componentes inmunológicos de la leche humana

Componentes inmunológicos			
Humorales		**Celulares**	
No específicos	*Específicos*	*No específicos*	*Específicos*
Lactoferrina	Inmunoglibulinas (Ig)	Macrofagos	Linfocitos
Nucleotidos			
Oligosacaridos			
Poliaminas			

Tomado: Ballard, *et al*, 2013.

Los elementos de defensa humorales no específicos, como *lactoferrina, oligosacáridos, nucleótidos o gangliósidos,* son componentes con actividad protectora frente a infecciones. La *lactaderina,* una glicoproteína, tiene la capacidad de prevenir la infección por rotavirus en el recién nacido (Newburg, *et. al,* 1998), favorece la curación del intestino inflamado (Kusunoki, *et. al,* 2012) y la expresión de un fenotipo tolerogénico en los macrófagos y células dendríticas intestinales (Baghdadi, *et. al,* 2012), lo cual es muy importante para mantener la salud del tubo digestivo.

Las *mucinas* presentes en el glóbulo graso de la leche (MUC1 y MUC2) también desempeñan una función protectora frente a las infecciones en el lactante (Ruvoen, *et. al,* 2006; Liu, *et. al,* 2012), así como la *lipasa estimuladora de sales biliares* que contribuye a proteger al lactante frente a las infecciones virales (Ruvoen, *et. al,* 2006).

Dentro de los elementos humorales específicos de la leche humana se *encuentran citoquinas, factores de crecimiento* y, principalmente, *inmunoglobulinas.* Cualquier patógeno que amenaza a la madre estimula la producción de estos anticuerpos específicos, que son secretados a la leche de la madre y, a través de ella, llegan al recién nacido protegiéndolo de microorganismos patógenos. *La principal inmunoglobulina de la leche humana es la IgAs*, que proviene en parte del suero y en parte de la síntesis en la glándula mamaria, llegando a alcanzar una concentración de 60 mg/ml en el calostro. Esta IgAs, que es estable a valores de pH bajos y resistente a la acción de enzimas proteolíticas, confiere protección al intestino del recién nacido frente a infecciones (Lawrence y Lawrence, 2007). La trascendencia protectora de la leche materna a nivel de mucosas como la boca, la nariz y el oído del lactante, se debe a la IgAs que previene de la adhesión de microorganismos a la pared intestinal del lactante, además de actuar frente a diversos agentes infecciosos como rotavirus, *Escherichia coli, Vibrio cholera, Shigella, Salmonella, Clostridium difficile, Giardia lamblia* y *Campylobacter* (Nascimento, *et. al,* 2003; Hosea, *et. al,* 2008). Existen otras inmunoglobulinas presentes en la leche humana como IgD, IgE, IgG e IgM que participan en la respuesta inmune a nivel de la glándula mamaria y son importantes para la protección inicial del neonato frente a las infecciones maternas (Hurley, *et. al,* 2011).

Las citoquinas de la leche humana pueden atravesar la barrera intestinal y entrar en contacto con las células para influir sobre la actividad inmunológica. Estas citoquinas pueden subdividirse en proinflamatorias o de defensa frente a la infección y antiinflamatorias (Garofalo, 2010; Ballard, *et. al,* 2013). TGF-β constituye el grupo de citoquinas más abundante de la leche humana e intervienen en lar egulación de la inflamación y la reparación de heridas, y participan en la prevención de las enfermedades alérgicas al favorecer la tolerancia en el tracto intestinal. El factor estimulante de los granulocitos del colon, también presente en la leche humana (Gilmore, *et. al,* 1994), tiene efectos beneficiosos sobre el desarrollo intestinal y el tratamiento de la sepsis (Ballard, *et. al,* 2013). Otras citoquinas presentes en la leche humana son: IL-10, IL-7 que atraviesa la pared intestinal e influye sobre el desarrollo del timo; y TNF-α, IL-6, IL-8 y IFNγ que son factores proinflamatorios (Ballard, *et. al,* 2013). En las mastitis se detectan concentraciones elevadas de IL-6 e IL-8 limitadas solamente a los lóbulos afectados (Mizuno, *et. al,* 2012; Hunt, *et. al,* 2013).

2.3 La leche humana favorece una microbiota intestinal protectora.

En el momento del parto, el tracto gastrointestinal del recién nacido es colonizado por las bacterias fecales y vaginales de la madre y de las existentes en el medio ambiente. Un hallazgo constante es que todos los recién nacidos inicialmente son colonizados por *Escherichia coli* y *Estreptococos*, responsables del consumo de oxígeno presente en la luz intestinal y de la creación de un ambiente favorable para el establecimiento de los anaerobios (*bifidobacterias, lactobacilos, bacteroides y clostridios*) entre los 4-7 días de vida (Thompson, *et. al,* 2007). Durante la primera semana de vida existe en el intestino un aumento en el recuento total bacteriano y un aumento paulatino de los anaerobios estrictos. El tipo de alimentación del recién nacido influye de una manera muy determinante sobre la colonización intestinal: *bifidobacterias, lactobacilos* y cocos Gram positivos predominan en las heces de los lactados al pecho, mientras que el recuento de *bifidobacterias* es menor y predominan *bacteroides, clostridios y coliformes* en las heces de los neonatos alimentados con fórmula láctea (Fallani, *et. al,* 2010). Se ha sugerido que las diferencias en la composición de la microbiota intestinal del recién nacido en función del tipo de alimentación, podrían ser las responsables de los efectos protectores de la lactancia materna (Wallace, *et. al,* 2011).

El sistema inmune es inmaduro al nacimiento y se desarrolla tras la exposición a la micobiota intestinal, la cual lo sensibiliza en el sentido de promover la liberación de moléculas de señal, a través de las cuales se inicia una respuesta inmune (Didierlaurent, *et. al,* 2001). La relación entre el sistema linfático asociado al intestino y la microbiota intestinal en etapas tempranas de la vida, es crucial para el desarrollo apropiado de las interacciones entre los distintos tipos celulares de la mucosa y la inmunorregulación sistémica (Guarner, *et. al,* 2003). Se ha comprobado que los animales con intestino estéril son altamente susceptibles a las infecciones, lo que provee una evidencia de que la microbiota intestinal debe ser considerada como una importante barrera de defensa (Wallace, *et. al,* 2011).

Uno de los componentes más importantes de la leche humana es su microbiota. La leche humana constituye una fuente continua y excelente de bacterias comensales para el intestino del recién nacido (Martin, *et. al,* 2003). Entre estas bacterias se encuentran especies con potentes actividades inmunomoduladoras y antibacterianas que podrían ejercer un papel clave en la reducción de las infecciones del lactante (Lara, *et. al,* 2007). Los niños amamantados tienen una microbiota intestinal más favorable que los niños alimentados con fórmula, tanto por la presencia de bacterias ácido-lácticas en la leche de la madre, como por diferentes compuestos que favorecen el crecimiento de estas bacterias. Dichas bacterias colonizan la mucosa intestinal del lactante de forma competitiva, impidiendo la adhesión de patógenos gastrointestinales. De esta manera, se establece una competencia por los nutrientes que impide el crecimiento de estos patógenos (Conway, 1995). Incomparables estudios muestran que lactobacilos y bifidobacterias ejercen un efecto antagonista del crecimiento de patógenos como *Staphylococcus aureus, Salmonella typhimurium, Yersinia enteroclitica* y *Clostridium perfringens* (Gilliland, *et. al,* 1977; Ozbas, *et. al,* 1995). Esta actividad antagonista se ha demostrado para bacterias originariamente presentes en la leche materna (Olivares, *et. al,* 2006).

Es importante resaltar que otro mecanismo antimicrobiano que tienen las bacterias ácido-lácticas es la producción de determinadas sustancias que dificultan el crecimiento de otros microorganismos perjudiciales (Laroia, *et. al,* 1990): a) ácidos orgánicos como el ácido láctico o el acético, que disminuyen el pH y favorecen el peristaltismo creando un ambiente desfavorable para los patógenos; b) peróxido de hidrogeno que oxida el tiocianato dando ácido hidrociánico, también perjudicial para estos microorganismos; y c) bacteriocinas (nisina, lactobrevina, acidofilina, acidolina, entre otros), sustancias con una actividad antimicrobiana específica.

2.4. Modulación de la respuesta inmunológica del lactante.

La modulación de la respuesta inmunológica del lactante a través de componentes inmunomoduladores y antiinflamatorios presentes en la leche humana se destacan: la prolactina, lactoferrina, nucleótidos y citoquinas (Grazioso, *et. al,* 1997). Estos componentes tienen la capacidad de regular la maduración del sistema inmunológico del lactante, favoreciendo la proliferación de linfocitos, la síntesis de inmunoglobulinas y la actividad celular.

Hasta la fecha, no se ha demostrado *in vivo* una actividad antiinflamatoria directa de la leche humana, pero estudios epidemiológicos sugieren que los niños amamantados están protegidos frente a infecciones, sin la observación de lesiones de la mucosa intestinal o respiratoria debidas a una respuesta inflamatoria (Garofalo, *et. al,* 1999). Posiblemente, este es el resultado de un sistema antiinflamatorio muy bien regulado de la leche humana. Los factores antiinflamatorios incluyen proteasas, interleuquinas, prostaglandinas, acetilhidrolasa del factor activador de plaquetas, IgAs y antioxidantes como vitaminas y peroxidasas. Las hormonas y factores de crecimiento también juegan un papel clave en este sentido, promoviendo la maduración intestinal y el desarrollo del sistema inmunológico del lactante (Garofalo, *et. al,* 1999).

2.5 La microbiota intestinal y el equilibrio del sistema inmunológico.

Diversas bacterias aisladas de la leche humana han demostrado tener efectos inmunomoduladores y antiinfecciosos, por lo que estas bacterias podrían ser responsables de algunas de las ventajas señaladas para la lactancia natural (Olivares, *et. al,* 2008). Algunos de los lactobacilos aislados de la leche humana (Olivares, *et. al,* 2006), han demostrado su capacidad para competir con las bacterias enteropatógenas por los nutrientes y por los receptores de unión en el epitelio intestinal, y aumentar las funciones de barrera intestinal gracias a inducir un incremento en la producción de mucina y una reducción de la permeabilidad intestinal. Cepas de *lactobacilos y bifidobacterias* han demostrado su capacidad para estabilizar la integridad de la barrera intestinal (Rosenfeldt, *et. al,* 2004), reduciendo potencialmente la carga sistémica de antígenos, e influenciar la función inmune a través de los efectos sobre enterocitos, células presentadoras de antígeno (monocitos y células dendríticas), células T reguladoras (Treg) y células T y B efectoras (Prescott, *et. al,* 2007; Bermúdez, *et. al,* 2012). Las células dendríticas del intestino interactúan con las bacterias presentes en la luz intestinal e intervienen en la respuesta de tolerancia o respuesta inmune frente a las mismas, mediante la regulación de la diferenciación de las células T en Th1, Th2, Th17 o células Treg. Varios tipos de células Treg, tales como Th3, TR1, CD4+ y CD25+ regulador, CD8+ supresor y las células Tγ δ, pueden ser influenciadas por las bacterias presentes en el intestino. Ya que estas células reguladoras desempeñan un papel significativo en la respuesta inmune, determinadas bacterias pueden ejercer sus efectos antiinflamatorios a través de su acción moduladora sobre las mismas.

Hay que destacar que se ha descrito que las diferencias de la microbiota intestinal preceden al desarrollo de atopia, y el hallazgo característico es una descenso en la relación bifidobacterias/clostridios (Björkstén, *et. al,* 2001). En este sentido, se ha referido que la administración de determinados bacterias del género *Lactobacillus* a los lactantes supone una reducción de la incidencia de fenómenos alérgicos (Kalliomaki, *et. al,* 2001).

3. ORIGEN DE LA MICROBIOTA.

3.1 Adquisición de la microbiota intestinal humana

Los procesos por los cuales se produce el establecimiento de las poblaciones microbianas dentro del tracto gastrointestinal son muy complejos y variados, dando lugar a distintas poblaciones a lo largo del tubo digestivo. Durante los primeros días de vida en la microbiota predominan las bacterias facultativas como *Escherichia coli* y otras enterobacterias, enterococos, y estafilococos, las cuales, al no existir competición alguna con otros microorganismos anaerobios, suelen alcanzar altos niveles en la microbiota. Conforme aumenta el número de bacterias aerobias y facultativas, éstas van consumiendo el oxígeno y se crean las condiciones idóneas para que las bacterias anaerobias sean las que colonicen, como *Bifidobacterium*, *Lactobacillus*, y *Veillonella* (Adlerberth, *et. al,* 2000).

La colonización intestinal del neonato está influida por diversos factores, tales como la gestación, el tipo de parto y el tipo de lactancia (López, *et. al,* 2014). El paso a través del canal del parto y la consiguiente exposición a la microbiota de la madre (vaginal y/o fecal), durante tiempo se ha considerado que representa el suceso iniciador para la colonización microbiana del tracto gastrointestinal del recién nacido. Sin embargo, en un estudio epidemiológico se observó que sólo una cuarta parte de los niños adquirieron lactobacilos vaginales al nacer y que al mes, éstos ya competían con los lactobacilos asociados a la leche humana (Matsumiya, *et. al,* 2002). Posteriormente se constató que los lactobacilos encontrados en las heces de los recién nacidos no eran similares a los de la vagina materna (Martin, *et. al,* 2007), por lo que se puede sugerir que los lactobacilos vaginales se transfieren, pero no colonizan con éxito el intestino neonatal. A pesar de que solo algunas bacterias presentes en el canal del parto colonizarán de forma permanente al lactante, la exposición inicial es fundamental para el desarrollo apropiado del ecosistema de la microbiota adulta (Domínguez, *et. al,* 2010).

En los partos por cesárea, la microbiota presente en el recién nacido provendría con mayor probabilidad del medio ambiente que le rodea. Autores como Domínguez, *et. al,* en el año 2010, describieron que los nacidos por parto natural tienden a presentar niveles más elevados de *Lactobacillus* spp., en las heces, la piel, la boca y la nasofaringe, en concordancia con la microbiota vaginal dominante de las madres, mientras que en los casos de cesárea, las comunidades bacterianas representadas en el intestino y los otros tejidos estudiados eran más parecidas a las encontradas en la superficie de la piel de los progenitores, dominadas por *Staphylococcus*, *Corynebacterium* y *Propionibacterium* spp. Investigaciones sobre la microbiota fecal de los niños nacidos por cesárea o por parto natural, sugieren que la microbiota de los neonatos nacidos por cesárea presenta una diversidad bacteriana superior comparada con la de los nacidos por parto natural (Biasucci, *et. al,* 2008; Pandey, *et. al,* 2012).

Sin embargo, no se ha podido demostrar fehacientemente que la microbiota del niño esté íntimamente ligada con el tipo de parto (Matsumiya *et. al,* 2002; Ahrné *et. al,* 2005; Martín *et. al,* 2007; López, *et. al,* 2014), mientras que sí se ha llegado a demostrar una transferencia de tipo vertical de bacterias por parte de la madre al recién nacido a través de la leche (Martín, *et. al,* 2007; Pérez, *et. al,* 2007; Milani, *et. al,* 2015). Probablemente no sea casual que las bacterias anaerobias facultativas que colonizan el tracto gastrointestinal del neonato sean los grupos bacterianos más representativos de la microbiota de la leche humana.

En la última década, diversos estudios han demostrado que los primeros contactos del niño con bacterias comensales se producirían aún antes del parto, en su etapa fetal, puesto que se han detectado bacterias de este tipo en el cordón umbilical y en el meconio de recién nacidos (Jiménez, *et. al,* 2005; Jiménez, *et. al,* 2008), inclusive se pueden aislar esas bacterias en el calostro antes del nacimiento. Igualmente, se puede argumentar que la presencia de bacterias en la leche humana no se debe simplemente por una contaminación, ya que las bifidobacterias son anaerobias estrictas y es poco probable que se transporten desde la boca a la piel de la mama, y no podemos obviar que las bacterias vivas administradas oralmente a las mujeres lactantes, se pueden recuperar de la leche (Jiménez, *et. al,* 2008; Arroyo, *et. al,* 2010).

Las especies bacterianas aisladas de sangre de cordón umbilical y de meconio (*E. faecium, P. acnes, S. epidermidis, St. sanguinis* y *E. coli*) se encuentran asociadas con la microbiota oral y gastrointestinal de la madre. Estas bacterias podrían diseminarse desde el tracto digestivo hacia lugares extradigestivos gracias a las células dendríticas, que pueden penetrar el epitelio y tomar bacterias directamente del lumen intestinal (Rescign, *et. al,* 2001). Una vez en el interior o pegadas a las células dendríticas, o a los macrófagos, las bacterias podrían llegar a otras mucosas a través del torrente sanguíneo empleando la circulación de las células del sistema inmunitario (Martín, *et. al,* 2004). Estudios en animales han demostrado la existencia de grupos bacterianos en el líquido amniótico de ratonas gestantes y en el intestino de sus correspondientes fetos (Bearfield, *et. al,* 2002; Martin, *et. al,* 2004; Budunelli, *et. al,* 2005; Jiménez, *et. al,* 2005), y han confirmado que un cambio en la microbiota intestinal materna tiene un marcado efecto en la colonización y desarrollo intestinal de su progenie (Fåk, *et. al,* 2008).

También en mujeres gestantes sanas se han detectado bacterias en líquido amniótico. La administración oral de un probiótico durante el embarazo no sólo causa la colonización del tracto gastrointestinal materno, sino también la de sus hijos sin necesidad de que éstos ingieran directamente el probiótico (Schultz, *et. al,* 2004; Jiménez, *et. al,* 2005).

El aislamiento de enterococos y estafilococos en sangre de cordón umbilical en mujeres y niños sanos, así como la detección de DNA de bifidobacterias y lactobacilos en placenta humana, confirma que el paso a través de la placenta es una de las rutas que utilizan las bacterias comensales hacia la cavidad amniótica (Jiménez, *et. al,* 2005; Satokari, *et. al,* 2009; Nuriel, *et. al,* 2016). Por lo que, muchas de estas especies bacterianas también se aíslan del meconio de neonatos sanos, a pesar de que tradicionalmente se ha considerado que este material biológico era estéril (Jiménez, *et. al,* 2008a; Hansen, *et. al,* 2015; Nuriel, *et. al,* 2016). Actualmente se ha comunicado que la placenta presenta mayor diversidad bacteriana que la vagina, y que la diversidad bacteriana en las heces de los recién nacidos también es mayor que la de la vagina materna y más parecida a la placentaria (Dong, *et. al,* 2015).

Estos hallazgos ponen de manifiesto que la cavidad amniótica debe considerarse un nicho ecológico que alberga una diversidad de microorganismos mucho mayor de la que se suponía (DiGulio, *et. al,* 2008). Parte de esta microbiota podría estar protegida frente a elementos adversos, como leucocitos o péptidos antimicrobianos, mediante la formación de *biofilms* en los que las células se mantienen en agregados mediante la producción de polímeros extracelulares (Steele, *et. al,* 2005). Esto explicaría el hecho de que estas bacterias no induzcan una respuesta inflamatoria y la dificultad de obtener cultivos positivos con las muestras de líquido amniótico (Romero, *et. al,* 2007).

Tras el nacimiento, aunque el estrecho contacto del niño con la madre favorece la transferencia de bacterias de la cavidad oral y piel de la madre al hijo (Mackie, *et. al,* 1999), es la leche de la madre la que representa un papel fundamental en el establecimiento de la microbiota del niño. Así, la leche no solo aporta componentes bifidogénicos, como los oligosacáridos que favorecen la instauración de determinados grupos bacterianos, sino que también aporta directamente bacterias comensales procedentes del propio intestino de la madre (Martín, *et. al,* 2003; Nuriel, *et. al,* 2016). Hoy día se reconoce la gran influencia de este fluido biológico en la colonización del intestino del neonato, cuya importancia parece ser muy superior a la del tránsito por el canal del parto (Martín, *et. al,* 2007).

En un estudio reciente, realizado en 15 parejas madre-hijo, se investigó la transferencia microbiana prenatal y postnatal y la colonización intestinal a partir del análisis de la microbiota en las heces de la madre, la placenta, el líquido amniótico, el calostro y el meconio (Collado, *et. al*, 2016). Los datos obtenidos mediante cultivo bacteriano convencional, pirosecuenciación del gen 16S rRNA, PCR cuantitativa y electroforesis en gel desnaturalizante, revelaron que la placenta y el líquido amniótico presentaban una microbiota con características compartidas con la microbiota del meconio, lo que sugiere que existe una transferencia microbiana en la interfase feto-materna. A la edad de 3-4 días, la composición de la microbiota intestinal del recién nacido empezaba a parecerse a la detectada en el calostro de la leche materna. Basados en estos datos, los autores proponen que el proceso de colonización microbiana del intestino se iniciaría prenatalmente a partir de la microbiota de la placenta y del líquido amniótico, y se continuaría después del nacimiento por las bacterias presentes en la leche materna.

3.2. Microbiota de la leche humana

Gracias a diversas investigaciones se sabe que la microbiota intestinal de los niños amamantados es diferente de la de los niños alimentados con fórmula (Balmer, *et. al*, 1989). *Lactobacilos y bifidobacterias* predominan en los primeros, mientras que enterobacterias, como *E.coli, Bacteroides* y *Staphylococcus* dominan la microbiota de los segundos. Determinados componentes de la leche humana, como oligosacáridos y algunas proteínas del lactosuero son responsables del establecimiento de esta microbiota, ya que favorecen el crecimiento de bacterias saludables al provocar un descenso del pH intestinal, poco favorable para el crecimiento de bacterias patógenas.

Antiguamente la leche humana se consideraba un fluido biológico estéril, ya que no había evidencias de que contuviera bacterias. Sin embargo, en los últimos años se ha demostrado la presencia de bacterias en la leche humana. Determinadas bacterias ácido-lácticas forman parte de la composición de la leche humana y puede ser una importante fuente de bacterias ácido-lácticas para el bebé, lo cual contribuiría al establecimiento de la microbiota intestinal favorable que se observa en niños amamantados (Martín, *et. al*, 2003; Martín, *et. al*, 2004). Estas bacterias no son simplemente el resultado de la contaminación de la piel circundante, sino que es probable que tengan un origen endógeno (Rodríguez, 2014).

Los datos disponibles hasta la fecha indican que entre las bacterias que se aíslan de la leche humana, destacan diversas especies de los géneros *Staphylococcus, Streptococcus, Enterococcus, Lactococcus, Lactobacillus, Weisella, Leuconostoc, Bifidobacterium, Corynebacterium, Pseudomonas, Serratia, Ralstonia, Firmicutes, Proteobacteria, Blautia, Bacteroides, Propionibacterium, Sphingomonas, Veillonellas, Leptotrichia, Prevotella* y *Bradyrhizobium* (Martín, *et. al*, 2003; Heikkila, *et. al*, 2003; Gueimonde, *et. al*, 2007; Collado, *et. al*, 2009; Cabrera, *et. al*, 2012; Jost, *et. al*, 2013; González, *et. al*, 2013; McGuire, *et. al*, 2015). Ward *et. al*, (2013), que utilizaron la tecnología de secuenciación para caracterizar todo el material genético (Metagenoma), identificaron más de 360 géneros procariotas y los filos *Proteobacterias* y *Firmicutes* eran los dominantes. Las diferencias entre los hallazgos referidos con anterioridad y los de este este estudio, probablemente estén relacionadas con diversas variables, tales como métodos de recolección, técnicas de extracción, plataformas de secuenciación y factores ambientales.

Así pues, existen pruebas irrefutables de que la leche humana contiene una comunidad bacteriana diversa y viable, incluso cuando es producida por mujeres sanas sin signos o síntomas de mastitis u otra enfermedad mamaria. El reconocimiento de que en la leche humana existe una comunidad bacteriana importante, plantea la idea de si la leche humana deber ser considerada como un alimento probiótico (McGuire, *et. al*, 2016).

La concentración de bacterias en la leche humana oscila entre 102 y 104 unidades formadoras de colonias (UFC)/ml, por lo que garantiza un aporte continuo de bacterias durante todo el periodo de lactancia. Se estima que un lactante que ingiera aproximadamente 800 ml de leche al día recibe entre 105 y 107 UFC (Heikkilä, *et. al*, 2003; Rodríguez, *et. al*, 2008). Por lo tanto, la leche humana es una de las principales fuentes de bacterias comensales para el recién nacido y desempeña un papel clave en la colonización inicial de su intestino. Diversos estudios evidencian el papel fundamental que juega la lactancia materna en la colonización del intestino del niño, mostrando diferencias significativas entre la microbiota de los niños amamantados y los alimentados con lactancia artificial. Así, en los niños alimentados con leche humana se suele observar una menor presencia de enterobacterias, estreptococos, bacteroides y clostridios, en beneficio de una mayor cantidad de bifidobacterias, al revés de lo que sucede en los alimentados con preparados para lactantes (Balmer, *et. al*, 1989; Favier, *et. al*, 2002, Hamsen, *et. al*, 2012). Se ha descrito una mayor concentración de bacterias del grupo *Coriobacterium (Coriobacterium y Collinsella)* en heces de niños alimentados con preparados lácteos (Hamsen, *et. al*, 20012).

Así pues, no es de extrañar que la microbiota intestinal del recién nacido refleje la existente en la leche humana. El bajo número de especies bacterianas encontradas en la leche concuerda con el reducido espectro bacteriano del que se compone la microbiota intestinal de los lactantes y que va seguido de un aumento de la variedad de la microbiota con el final de la lactancia y el inicio del destete. Al inicio de la fase de destete, se van introduciendo progresivamente alimentos sólidos y paralelamente se va reduciendo la ingesta de leche materna hasta su completa sustitución. Estas circunstancias producen grandes cambios en la composición de la microbiota intestinal infantil, de tal manera que, en poco tiempo, desaparecen las diferencias entre la microbiota de los lactantes amamantados y la de los alimentados con fórmulas lácteas (Stark, *et. al*, 1982; Mackie, *et. al*, 1999). En general, se estima que los grupos microbianos dominantes en la microbiota intestinal de los niños de 2 años son similares a los de los de los adultos, aunque todavía existen diferencias en cuanto a las especies presentes (Favier, *et. al*, 2002).

3.3 Mecanismos de transferencia bacteriana madre-hijo

Aun todavía se desconocen muchos aspectos de cuál es el mecanismo exacto a través del cual las bacterias comensales pueden atravesar el epitelio intestinal y alcanzar la glándula mamaria, diversas evidencias señalan al sistema inmunológico como clave en esta transferencia. La hipótesis que se plantea es que el transporte de bacterias de la microbiota intestinal de la madre a la leche, se lleva a cabo a través de la misma ruta enteromamaria mediante la cual células del sistema inmune de origen intestinal son transportadas a la glándula mamaria (Roux, *et. al*, 1977; Newburg, *et. al*, 2007). Este mecanismo implicaría una íntima relación entre la microbiota y el sistema inmune durante el transporte.
Es posible que las células dendríticas residentes en el epitelio intestinal sean capaces de proyectar sus dendritas hacia la luz intestinal abriéndose paso a través de las uniones intercelulares con el objetivo de captar microorganismos (Martin, *et. al*, 2004; Pérez, *et. al*, 2007). Hay evidencia que los macrófagos destruyen de forma rápida a las bacterias comensales, en el caso de las células dendríticas las bacterias permanecen viables durante días (Macpherson, *et. al*, 2004a; Macpherson, *et. al*, 2004b). Incluso se puede pensar que la proximidad y abundancia de bacterias en la superficie de la mucosa y de su capacidad de adherirse a la misma, esté afectando a la más que probable opción de que las bacterias sean avistadas, tanto por las células M como por muestreo directo por células dendríticas. La fisiología y organización del epitelio intestinal incluye una larga y entramada red de folículos linfoides por donde circula el sistema linfático, y existe una continua circulación de células del sistema inmune por dichos folículos (Martín, *et. al*, 2003). Una vez dentro, las células dendríticas pueden diseminarse por el sistema linfático hasta otras localizaciones como las glándulas mamarias, de esta forma también se trasportarían los microorganismos que viajan con estas células desde la zona del epitelio intestinal hasta las glándulas mamarias. Además, en el periodo de lactancia existe una colonización por parte de numerosas células del sistema inmune gracias a procesos selectivos regulados por hormonas lactogénicas (Bertotto, *et. al*, 1991). Este proceso, responsable de la abundancia de estas células del sistema inmune en la leche, sería utilizado para la translocación de las bacterias comensales. El mecanismo de translocación bacteriana es un proceso fisiológico que se ve incrementado durante el embarazo y la lactancia, y que existe la presencia de material genético de una gran diversidad de bacterias intestinales en células sanguíneas y de la leche (Pérez, *et. al*, 2007; Rodríguez, 2014). Por tanto, la translocación de bacterias comensales a la glándula mamaria no es una transferencia pasiva sino un proceso activo en el que el sistema inmune juega un papel clave.

Algunas bacterias comensales no invasivas pueden atravesar la mucosa intestinal mediante un mecanismo dirigido por las células dendríticas existentes en la lámina propia. Estas células pueden abrir las zonas de oclusión existentes entre enterocitos adyacentes, proyectar dendritas al exterior y captar bacterias viables para introducirlas en la lámina propia, preservando la integridad de la barrera intestinal mediante la expresión de las proteínas que integran las zonas de oclusión, manteniendo la integridad del epitelio intestinal (Rescigno, *et. al,* 2001). Normalmente el sistema inmunitario defensivo del hospedador destruye las bacterias que se han translocado, pero se han observado bacterias comensales viables durante varios días unidas a las células dendríticas (Macpherson, *et. al,* 2004a; Macpherson, *et. al,* 2004b). Este hecho permitiría a las bacterias propagarse por el sistema linfoide asociado a las mucosas y llegar a mucosas distantes, incluida la glándula mamaria de las mujeres embarazadas y/o lactantes.

4. LA MICROBIOTA DEL TRACTO GASTROINTESTINAL.

4.1 Composición y distribución

El sistema digestivo humano está compuesto por cinco partes bien diferenciadas: la cavidad oro-faríngea, el esófago, el estómago, el intestino delgado y el intestino grueso. Las tres últimas partes conforman el tracto gastrointestinal, con funciones de digestión, absorción, secreción y de barrera. Además, cada vez se reconoce más su importancia como órgano endocrino y constituye el mayor órgano del sistema inmunitario humano.

La mucosa del tracto gastrointestinal humano está colonizada por una comunidad microbiana extremadamente compleja. De hecho, se estima que contiene aproximadamente 1014 células procariotas, cifra diez veces mayor que la suma de todas las células eucariotas del cuerpo humano (Qin, *et. al,* 2010). Toda la comunidad microbiana, incluyendo bacterias, hongos, virus y otras especies microbianas, proporciona una capacidad enzimática tremenda y, por lo tanto, juega un papel fundamental en la fisiología del huesped (Sonnenburg, *et. al,* 2016).

El ensamblaje de la microbiota intestinal comienza antes y durante el proceso de parto y evoluciona con la alimentación durante la infancia. Por tanto, la colonización inicial normal del intestino es un evento importante en el ajuste del recién nacido al medio extrauterino (Molloy, *et. al,* 2012). Diversos factores influyen en la colonización intestinal inicial: constitución genética del recién nacido, tipo de parto, uso de antibióticos, tipo de alimentación y el hecho de que la madre se encuentre bajo estrés o exprese un padecimiento inflamatorio, entre otros (Penders, *et. al,* 2006; Dominguez, *et. al,* 2010; Cho, *et. al,*. 2012; Hesla, *et. al,* 2014; Serrano, *et. al,* 2016). Más aún, nuestro concepto dogmático sobre nichos estériles en el cuerpo humano como la placenta, se ve desafiado actualmente por la reciente evidencia acerca de cómo estos nichos podrían funcionar como repositorio de una biomasa activa que alberga un microbioma único (Prince, *et. al,* 2015).

La microbiota oral, intestinal, vaginal y del tracto urinario materno contribuye a la siembra inicial de la microbiota neonatal. Con el paso a través del canal de parto, los recién nacidos son inoculados al nacer y en conjunción con un número variable de exposiciones posteriores se establecerá la composición de su microbiota inicial, que evolucionará en el tiempo, siendo entre los 2 y 3 años indistinguible de la microbiota del adulto (Yatsunenko, *et. al,* 2012). Publicaciones recientes llegan a la conclusión de que la microbiota de los nacidos por cesárea es diferente a la de los nacidos por vía vaginal, diferencias que todavía pueden verse a los 3 meses de edad pero no con posterioridad, a los 6 y 12 meses de edad (Hesla, *et. al,* 2014; Rutayisire, *et. al,* 2016).

La diversidad taxonómica de las bacterias intestinales ha sido objeto de numerosas investigaciones durante las últimas décadas. En los años 70 y 80, el estudio de la microbiota intestinal dependía de la continua mejora en los procedimientos de enriquecimiento y en los sistemas para la generación de ambientes anaerobios. Los aislados se identificaban y caracterizaban mediante combinación de diversos ensayos fenotípicos. Con el avance tecnológico que llevó a la aparición de técnicas de secuenciación de última generación, que emplean, entre otros, la filogenia del gen ARN ribosomal 16S, la composición del microbioma y su papel en la salud y en la enfermedad, ha sido sujeto de investigación activa durante los últimos años. Con estas nuevas herramientas aplicadas directamente a heces humanas y su comparación con secuencias cultivables, se ha estimado que sólo un 30% de las especies detectadas se corresponden con especies previamente aisladas e identificadas con las técnicas clásicas de cultivo (Wilson, *et. al*, 1996; Suau, *et. al*, 1999; Hayashi, *et. al*, 2002). El proyecto Microbioma Humano estableció un punto de partida para evaluar el papel del microbioma en la salud y en la enfermedad describiendo la composición del microbioma en diversos sitios del cuerpo en adultos sanos (Turnbaugh, *et. al*, 2007). En la actualidad se conoce que, en el adulto, la microbiota intestinal está integrada por unas 1.000 especies que aportan 2 millones de genes aproximadamente (Rajilić, *et. al*, 2014), y está bien establecido que cinco *phylabacterianas*, *Firmicutes*, *Bacteroidetes*, *Actinobacteria*, *Proteobacterias* y *Verrucomicrobia*, son componentes dominantes de la microbiota intestinal humana (Tremaroli, *et. al*, 2012). Más del 90% de las poblaciones bacterianas son anaerobios y gram-negativos e incluyen los géneros predominantes *Bacteroides*, *Eubacterium*, *Bifidobacterium*, y *Fusobacterium* (Guarner, *et. al*, 2003).

La microbiota aumenta en cantidad y complejidad a medida que avanzamos por el tracto gastrointestinal. Así, en individuos sanos, la marcada acidez del ambiente estomacal (pH-3) mayoritariamente permite el desarrollo de estreptococos y lactobacilos (103-104UFC/g) y de algunas levaduras (Tannock, 1995; Rastall, 2004). Además, *Helicobacter pylori* también coloniza la mucosa gástrica de un porcentaje considerable de individuos, si bien se necesita la concurrencia de diversos factores para que cause manifestaciones clínicas. En el intestino delgado, los principales factores limitantes para el establecimiento de los microorganismos son los movimientos peristálticos y la secreción de los jugos pancreático y biliar. Aquí, los niveles aumentan progresivamente, desde 104-105 UFC/g en el duodeno, donde nuevamente son mayoritarios los lactobacilos y los estreptococos (Simon, *et. al*, 1982; Rastall, 2004), hasta más de 108 UFC/g en la región distal del íleon. Las especies cultivables más numerosas en esta última región son las *bifidobacterias, enterobacterias, Bacteroides y Fusobacterias* (Croucher, *et. al*, 1983; Simon, *et. al*, 1982).

En el intestino grueso, el pH está más próximo a la neutralidad, la velocidad de tránsito es mucho más lenta y las secreciones biliar y pancreática están mucho más diluidas. Por ello, no es de extrañar que el mayor número de bacterias en el tracto gastrointestinal humano resida precisamente en este segmento, donde constituye entre el 35 y el 55% del volumen del contenido sólido (Stephen, *et. al*, 1980). Además, existe un ambiente muy reductor y desprovisto de oxígeno por lo que la mayoría de las poblaciones bacterianas son anaerobias estrictas y constituyen lo que se denomina la microbiota dominante, caracterizada por concentraciones del orden de 109-1012 UFC/g. Dentro de esta microbiota, el género *Bacteroides* es uno de los más abundantes (Tannock, 1995). También son dominantes otros microorganismos gram-positivos no esporulados pertenecientes a los géneros *Eubacterium*, *Bifidobacterium*, *Peptostreptococcus* y *Ruminicoccus* (Conway, 1995). Los bacilos gram-positivos esporulados están representados esencialmente por los clostridios. En concentraciones inferiores aparecen poblaciones de bacterias anaerobias facultativas como *enterobacterias*, *enterococos*, *lactobacilos* y *estreptococos*, que constituyen la microbiota subdominante, con tasas comprendidas entre 105 y 108 UFC/g (Holzapfel, *et. al*, 1998) y que, a pesar de su menor número, pueden resultar esenciales para la homeóstasis microbiana en el intestino grueso. Algunas levaduras también se encuentran formando parte de esta microbiota, aunque en concentraciones relativamente bajas (10^2-10^4- UFC/g) (Tannock, 1995; Satokari, *et. al*, 2001; Rastall, 2004).

Un componente principal que influye sobre las bacterias colonizadoras del intestino se relaciona con el contenido de oligosacáridos de la leche materna (Newburg, *et. al*, 2007). No se digieren en el intestino delgado, sino que llegan al colon, donde las bacterias colónicas los fermentan, lo cual lleva a un medio ácido y a un aumento en los ácidos grasos de cadena corta. Esto deriva en un refuerzo de las bacterias promotoras de la salud y en un estímulo temprano de la defensa inmune de la mucosa. De hecho, un estudio clínico ha demostrado un nexo directo con los niveles de IgAs en el intestino durante los primeros meses de vida y el número presente de organismos de *B. infantis*, así como una relación inversa entre los niveles de *B. fragilis* y la citoquina inflamatoria IL-6, lo cual sugiere un efecto antiinflamatorio (Sjögren, *et. al*, 2009). Investigaciones subsiguientes han sugerido que la nutrición con leche materna es crítica para la colonización temprana del intestino neonatal y para el desarrollo de la función inmunoprotectora de la mucosa (Garrido, *et. al*, 2011; Chichlowski, *et. al*, 2012).

4.2 Funciones de la microbiota intestinal humana

Durante los últimos años, se ha incrementado notablemente el interés por el estudio del complejo ecosistema microbiano del tubo gastrointestinal humano. Esto se debe a que las poblaciones microbianas ejercen una gran influencia sobre muchas características bioquímicas, fisiológicas e inmunológicas del hospedador en el que residen (Gill, 1998; Salminen, *et. al*, 1998), existiendo una relación cada vez más clara entre la microbiota intestinal y la salud (Hart, *et. al*, 2002; Guarner, *et. al*, 2003; Noverr, *et. al*, 2004). Diversos investigadores han expandido de manera exponencial nuestra comprensión de las funciones que la microbiota colonizadora efectúa en la función del cuerpo humano, en particular la intestinal y la inmune (Medzhitov, 2001).

4.2.1 Función metabólica

El valor fundamental de la microbiota del tracto gastrointestinal es la fermentación de carbohidratos, fuente de energía mayoritaria en el colon. Estos carbohidratos de origen vegetal (25-60 g/día) provienen de nuestra dieta y por diversas razones no han podido ser digeridos. En su defecto pueden ser fermentados por la acción de las enzimas bacterianas (Cummings, *et. al*, 1996; Cummings, *et. al*, 2001).
La degradación de los carbohidratos es un proceso en el que participan activamente muchas poblaciones de la microbiota. De esta forma, se liberan como productos de la fermentación bacteriana AGCC (piruvato, acetato y butirato) (Chaia, *et. al*, 2008). Los AGCC (Ácidos Grasos de Cadena Corta) actúan directa e indirectamente sobre las células del epitelio intestinal y participan en el control de varios procesos metabólicos. El butirato es metabolizado rápidamente por los enterocitos del colon, sirviéndoles como fuente de energía. Además, esta molécula es capaz de estimular la diferenciación celular y de disminuir el riesgo de cáncer de colon mediante la inducción de apoptosis de células tumorales (O'Keefe, *et. al*, 2009). Por su parte, el acetato y el propionato llegan intactos al hígado a través de la vena porta. El acetato se incorpora a los procesos de colesterogénesis y lipogénesis en el hígado, mientras que el propionato actúa como inhibidor competitivo del acetato hacia el interior de los hepatocitos. Este fenómeno parece contribuir a la disminución de la lipogénesis y colesterogénesis hepática (Al-Lahham, *et. al*, 2010). Por otra parte, los AGCC participan en la regulación de la respuesta inmune sistémica a través de la regulación de la actividad de los linfocitos T, y se pueden unir a receptores específicos y actuar como mensajeros, por medio de los cuales las bacterias intestinales pueden intervenir en la modulación del metabolismo del huésped (Cani, *et. al*, 2016; Jones, 2016).

La microbiota intestinal posee también un papel clave en la eliminación de las sales biliares que llegan al colon, las cuales se modifican a través de la acción de la microbiota gracias a un proceso de desconjugación por acción de hidrolasas bacterianas (Lundeen, *et. al*, 1990; Grill, *et. al*, 1995), y mediante un proceso de deshidroxilación de los ácidos biliares dando lugar a los llamados ácidos biliares secundarios (Wells, *et. al*, 2000; Ridlon, *et. al*, 2006). Un exceso de ácidos biliares secundarios en el intestino grueso incrementa el riesgo de padecer cáncer de colon (Nagengast, *et. al*, 1995). Otra de las funciones de tipo metabólica de la microbiota intestinal sería la de la producción de vitaminas, como es el caso de la vitamina K, la vitamina B12, la biotina, el ácido fólico y el ácido pantoténico, y la síntesis de aminoácidos a partir del amoníaco y de la urea (O'Keefe, 2008).

Una consecuencia asociada con la modificación de la microbiota intestinal es la aparición de cambios metabólicos negativos en el huésped, como la obesidad y la diabetes tipo 2. En ratones axénicos se ha demostrado la existencia de una resistencia al desarrollo de obesidad inducida por la dieta, y que la microbiota intestinal desempeña un papel fundamental en la promoción de la adiposidad (Bäckhed, *et. al,* 2007). En dicho modelo animal, el fenotipo asociado con obesidad ha demostrado ser transmisible a través del trasplante de una microbiota "obesa", destacando el papel activo de las comunidades bacterianas sobre esta condición (Turnbaugh, *et. al,* 2007; Ridaura, *et. al,* 2014).

Los primeros estudios sobre composición de la microbiota intestinal en obesos, pusieron de manifiesto que existían diferencias entre individuos no obesos y obesos, con mayor número de *Firmicutes y Actinobacterias* en estos últimos, junto a la disminución en *Bacteroidetes* (Ley, *et. al,* 2006; Turnbaugh, *et. al,* 2006), si bien estudios posteriores han puesto de manifiesto una mayor diversidad bacteriana (Khan, *et. al,* 2016). Además, varios microorganismos intestinales se han asociado con la obesidad o delgadez (Million, *et. al,* 2012; Million, *et. al,* 2013). Por otra parte, la exposición temprana a antibióticos se ha relacionado estrechamente con el desarrollo de obesidad en animales y en humanos (Cox, *et. al,* 2015), y se ha descrito un efecto de la exposición prenatal a antibióticos sobre el peso de los neonatos y el desarrollo de obesidad durante la infancia (Ajslev, *et. al,* 2011; Vidal, *et. al,* 2013). Más aún, dosis subterapéuticas de antibióticos han demostrado incrementar la adiposidad en ratones tras el destete, lo que podría ser extrapolado a problemas metabólicos a largo plazo en lactantes (Cho, *et. al,* 2012). Sin embargo, diversos estudios realizados tanto en humanos como en animales claramente indican que existen controversias sobre la relación entre la microbiota intestinal y la obesidad.

La diabetes es un desorden metabólico en donde se observan elevados niveles de glucosa en la sangre, principalmente debido a la resistencia a la insulina y/o a la secreción inadecuada de ésta. Funciones propias de la microbiota parecen ser claves para mejorar la sensibilidad a la insulina (Allin, *et. al,* 2015). De hecho, pacientes con diabetes tipo 2 (DM2) se caracterizan por presentar una disbiosis intestinal, y una menor abundancia de bacterias productoras de butirato (Qin, *et. al,* 2012). Más aún, individuos obesos, los cuales presentan una menor riqueza en su microbiota fecal, se han relacionado con un mayor grado de inflamación y a la vez una menor sensibilidad a la insulina (Le Chatelier, *et. al,* 2013). De esta manera, el perfil alterado en la microbiota de individuos obesos podría modular la permeabilidad intestinal e incrementar la secreción de endotoxinas llevando a la inflamación crónica y al posterior desarrollo de DM2 (Everard, *et. al,* 2013). Igualmente, se han descrito diferencias en la microbiota de pacientes con DM2 frente a adultos no diabéticos, evidenciando una menor diversidad microbiana fecal (Larsen, *et. al,* 2010). Estas diferencias podrían reflejarse incluso en los recién nacidos, cuya composición bacteriana poder estar muy influenciada por el estado de la diabetes materna (Hu, *et. al,* 2013), sugiriendo que la microbiota característica de dicha patología podría ser transferida de la madre a sus hijos.

En el caso de la diabetes de tipo 1 (DM1), a pesar de ser una enfermedad de tipo autoinmune, factores adicionales como la microbiota intestinal podrían cumplir un papel clave en esta patología. Se han descrito diferencias significativas en ciertas comunidades bacterianas responsables de la modulación de DM1 en el momento del debut de la enfermedad (Roesch, *et. al,* 2009). Más aún, se han descrito diferencias en la composición de la microbiota de niños con DM1 frente a niños sanos, presentando un menor número de bacterias fundamentales para mantener la integridad intestinal, lo que podría explicar la alterada permeabilidad intestinal observada en este tipo de pacientes (Murri, *et. al,* 2013).

4.2.2 Función protectora frente a las infecciones

Las diversas bacterias que componen la microbiota intestinal forman un determinado nicho ecológico el cual crea una especie de barrera, imposibilitando de esta forma la entrada o la implantación de bacterias extrañas al ecosistema, que pueden ser de tipo patógenas o patógenas oportunistas (Lievin, *et. al,* 2000; Chow, *et. al,* 2010). De hecho, la microbiota constituye la primera línea de defensa frente a las infecciones. Existen diferentes mecanismos que contribuyen a esta protección, entre los cuales se incluyen la producción de sustancias antimicrobianas (Fukuda, *et. al,* 2011; Hammami, *et. al,* 2013), la competición por los nutrientes (Hooper, *et. al,* 1999) y la competencia por los sitios de unión a las células epiteliales del intestino (Bernet, *et. al,* 1994; Brook, *et. al,* 1999).

4.2.3 Función inmunológica

El tejido linfoide asociado a la mucosa intestinal (GALT) constituye la parte más extensa y compleja del sistema inmunitario, siendo capaz de discriminar de forma eficaz entre patógenos invasivos y antígenos inocuos. Estructuralmente, el GALT está dividido en dos compartimentos:

- ✓ Un compartimento organizado que posee numerosos folículos linfáticos o placas de Peyer, además de nódulos linfáticos mesentéricos y que sería el inductor de la respuesta inmunitaria.
- ✓ Un compartimento difuso, que es el gran efector de la respuesta inmunitaria, formado por poblaciones linfocitarias intercaladas entre las células epiteliales (linfocitos intraepiteliales) o en la lámina propia (linfocitos de la lámina propia).

Las placas de Peyer están formadas por agregados linfoides y se encuentran situadas en la mucosa intestinal. El tejido linfoide se encuentra separado del lumen intestinal por una *monocapa de células, denominadas FAE*, donde nos encontramos células columnares también llamados enterocitos, las células M y las células globet, estas últimas responsables de la secreción de mucus.

Las células M forman parte de la FAE. Son un tipo celular implicado en la captación y presentación de antígenos y microorganismos al tejido linfoide presente en la lámina propia, siendo este punto el inicio de la respuesta inmunitaria (Neutra, 1998). Este tipo celular juega un papel fundamental a la hora de la presentación de antígenos en la luz intestinal. Su citología presenta una serie de invaginaciones en las superficies vasolaterales donde se puede llevar a cabo el contacto entre los antígenos y los linfocitos o macrófagos que puedan encontrase alojados en dichas invaginaciones. El acceso de las células del sistema inmunitario a estas invaginaciones se produce en respuesta a señales producidas por las células M ante la presencia de ciertas macromoléculas o de microorganismos (Neutra, 1998). Por lo tanto, las células M facilitan el contacto entre los antígenos y microorganismos presentes en el lumen intestinal y el sistema inmunitario. Por debajo de la FAE, se encuentra una zona subepitelial en la que están presentes las células dendríticas y algunos macrófagos. Existen también otras áreas en los folículos linfáticos en los que predominan linfocitos T, principalmente del tipo T helper, células dendríticas maduras y macrófagos. Por otro lado en las placas de Peyer se localizan folículos compuestos por linfocitos B precursores celulares de la producción de IgA. Esta IgA favorece la defensa de la mucosa intestinal frente a patógenos, induce tolerancia hacia la microbiota intestinal normal y contribuye a mantener un ambiente antiinflamatorio (Gutzeit, *et. al*, 2014). Formando parte del GALT difuso, se localizan los linfocitos IEL (del inglés *intraepithelial lymphocytes*). Estos linfocitos se encuentran situados entre los enterocitos, justo por debajo de las uniones formadas por las proteínas de unión y bajo la membrana basal. La unión entre los enterocitos y los linfocitos IEL no está del todo definida existiendo una relación de unos 20 IELS por cada 100 enterocitos existentes en la mucosa intestinal. Si se considera que la superficie intestinal correspondiente a la mucosa es de unos 400 m^2 podremos darnos cuenta de la elevada tasa de linfocitos presentes en la mucosa y de que representan una elevada población dentro de nuestro sistema inmunitario. En cuanto sus propiedades histoquímicas, casi todos los IELS son de tipo CD3+ (células pan-t). Un 5-15 % de estas células expresan CD4 (fenotipo inductor) mientras que las restantes expresan CD8 (fenotipo supresor). Esta proporción es distinta a la que encontramos en otras zonas, ya que en la sangre y en la lámina propia el fenotipo CD4+ es mayoritario (Jarry, *et. al*, 1990).

Además de estos componentes, en la lámina propia se localizan poblaciones de células plasmáticas productoras de IgA, linfocitos T, macrófagos, células dendríticas y otras células, todas ellas situadas entre el epitelio y la capa muscular (Lefrançois, *et. al*, 2006). Las células dendríticas de la lámina propia migran hacia los órganos linfoides secundarios para regular la inmunidad intestinal; también desempeñan un papel clave en el mantenimiento de la IgAs luminal y en la inducción del desarrollo de los linfocitos Treg (Sun, *et. al*, 2007).

La respuesta inmunitaria celular y humoral en el recién nacido difiere cualitativa y cuantitativamente de la respuesta en adultos. De hecho, la infancia temprana se caracteriza por una mayor vulnerabilidad a las infecciones resultado de una reducción en la funcionalidad y en el número de leucocitos (linfocitos T y B, células NK, línea mieloide) (Holladay, *et. al,* 2000). La capacidad de respuesta del sistema inmunitario de los neonatos está influenciada por su sensibilización a antígenos en el útero y durante el periodo postnatal. El establecimiento de la microbiota intestinal determina el desarrollo del sistema inmunitario (Grönlund, *et. al,* 2000), actuando como un regulador esencial en las respuestas inmunitarias (Noverr, *et. al,* 2004). Teniendo en cuenta la dimensión tanto cualitativa como cuantitativa que supone la presencia de antígenos procedentes de la microbiota intestinal, su efecto va a marcar la maduración de la respuesta inmunológica del niño.

Los patrones moleculares conservados, ya sea expresados en la superficie de las bacterias simbióticas o secretados en el intestino, pueden interactuar con receptores de reconocimiento de patrones (PRR), los cuales se expresan sobre o dentro de las células epiteliales y linfoides para iniciar la transducción y transcripción de señales de un conjunto de moléculas que median la defensa del huésped o las actividades metabólicas dentro del intestino (Walker, 2013). La familia mejor conocida de PRR es la del receptor tipo toll (*Toll-like Receptors*, TLR), que consta de nueve receptores ya identificados, los que interactúan con componentes de bacterias gram-positivas y gram-negativas para mediar ambas la inmunidad innata y adaptativa, lo mismo que otras funciones celulares de la barrera de mucosa (Kaplan, *et. al,* 2011). Los microorganismos colonizadores comensales y patológicos pueden interactuar con los TLR en la célula epitelial intestinal para evocar una respuesta inmune innata. De igual manera, las bacterias colonizadoras pueden accionar la inmunidad adaptativa para crear la homeostasis inmune dentro del intestino (Walker, 2013).

Este efecto se pone claramente de manifiesto al comparar la respuesta inmunológica de animales axénicos con la de animales con una microbiota convencional. Los estudios realizados en animales axénicos han demostrado que la ausencia de microbiota tiene un marcado efecto no sólo sobre la fisiología del intestino, incluyendo morfología, secreción de mucus, digestión y metabolismo, sino también sobre la función del sistema inmunitario. Estos animales presentan un gran número de alteraciones en el sistema inmunitario, tales como una baja densidad de células linfoides en la mucosa intestinal, estructuras foliculares linfocitarias pequeñas y una baja concentración de inmunoglobulinas circulantes en la sangre (Falk, *et. al,* 1998; Butler, *et. al,.* 2000; Tannock, 2001). En los animales axénicos la respuesta inmunitaria de las mucosas está poco desarrollada, presentando placas de Peyer hipoplásicas que contienen pocos centros germinales así como un reducido número de células plasmáticas productoras de IgA y células T CD4+ en lámina propia (Macpherson, *et. al,* 2004b). La inmadurez del sistema inmunitario de estos animales demuestra que la microbiota intestinal podría actuar como un importante estímulo inmunogénico permitiendo la maduración del GALT (Helgeland, *et. al,* 1996; Shroff, *et. al,* 1995).

Las funciones anómalas de las células del sistema immune pueden ser revertidas en pocas semanas tras la colonización de los animales axénicos con bacterias comensales procedentes de los animales normales. De hecho, la colonización de estos animales conduce al incremento en el número de células T CD4+, la inducción de IgAs y de las immunoglobulinas séricas y al desarrollo del GALT correctamente organizado (Moreau, *et. al,* 1978; Hooper, *et. al,* 2001; Macpherson, *et. al,* 2004b). Por tanto, la colonización intestinal se revela como un punto clave en la maduración del sistema inmunológico. Aunque estos modelos de colonización experimental se llevan a cabo en animales, el proceso en neonatos es muy similar, siendo un buen modelo para estudiar los mecanismos involucrados en la maduración del sistema inmunológico (Mackie, *et. al,* 1999).

Un aspecto importante a comentar es el hecho de que no todas las bacterias comensales ejercen el mismo efecto sobre el sistema inmunitario. Por ejemplo, grupos bacterianos como *Bacteroides* y *Escherichia* parecen tener un efecto muy potente (Grönlund, *et. al,* 2000: Karlsson, *et. al,* 2004). El hecho de que una bacteria sea gram-positiva o gram-negativa influye también de forma importante a la hora de inducir un determinado perfil de citoquinas indicando que la composición de la microbiota va a determinar la modulación de la respuesta inmunitaria (Hessle, *et. al*, 2000; Karlsson, *et. al*, 2002).

Además de los aspectos cualitativos y cuantitativos, los tiempos en los que se produce la colonización parecen jugar también un papel importante. En animales de experimentación se ha demostrado que el mecanismo de tolerancia oral frente a antígenos alimentarios solamente se estructura de forma correcta si la microbiota se instaura durante el periodo neonatal pero no si la colonización se lleva a cabo más tarde (Sudo, *et. al*, 1997).

4.2.4 Interacción de las bacterias comensales con el sistema inmunitario.

Las numerosas células presentadoras de antígenos como monocitos, macrófagos y células dendríticas son las responsables de detectar agentes extraños presentando las estructuras antigénicas a las células T, activando de esta manera la respuesta immune específica. Las células dendríticas son las células presentadoras más potentes, con capacidad para presentar a los linfocitos Tnaïve (th0) nuevas proteínas antigénicas. Asimismo, una característica importante es que mientras que en los macrófagos las bacterias comensales son eliminadas rápidamente, en el caso de las células dendríticas las bacterias pueden sobrevivir incluso horas pudiendo acompañar a estas células hasta los nódulos linfáticos mesentéricos (Karlsson, *et. al*, 2002; Macpherson, *et. al*, 2004b).

Dependiendo de cuales sean los componentes de la cepa bacteriana que estimula a las células dendríticas, su activación dará lugar a la producción de un medio con citoquinas que permite que las células Th0 maduren a Th1, Th2, Th17 y células Treg (Banchereau, *et. al*, 1998; Sun, *et. al*, 2007; Caricilli, *et. al*, 2014). Las células Th1 median la inmunidad celular y las Th2 la humoral, incluida la elaboración de anticuerpos IgE. Las células Th17 intervienen en la inflamación tisular y la depuración de patógenos extracelulares. Es probable que la subclase más estudiada de Th en los últimos años sea la de las células Treg (TR1 y Th3) que facilitan la tolerancia oral y la antiinflamación (Steinman, *et. al*, 2003; Bashir, *et. al*, 2004).

Los monocitos y las células dendríticas reconocen motivos conservados en las bacterias a través de los receptores TLR, junto con otros receptores de conocimiento. La activación de las células presentadoras de antígenos a través de los TLR inicia una cascada de señales que culminan en la activación de factores de transcripción tales como NF-κB, que finalmente conducen a la secreción de citoquinas y moléculas coestimuladoras (Akira, *et. al*, 2001). Para estudiar la especificidad de los TLR se han utilizado componentes aislados de microorganismos observándose que, por ejemplo, el lipopolisacárido (LPS) de las bacterias gram-negativas es reconocido por TLR4. Otros compuestos microbianos como peptidoglicano y lipoproteínas de la pared bacteriana de bacterias gram-positivas y gram-negativas son reconocidos por TLR2. El ADN bacteriano, caracterizado por frecuentes zonas de dinucleótidos CG no metilados, tambiées reconocido por uno de estos receptores, el TLR-9 (Janssens, *et. al*, 2003). Bajo condiciones fisiológicas el sistema inmunitario no reacciona de forma agresiva frente a las bacterias comensales, favoreciéndose de esta manera la tolerancia oral (Magalhaes, *et. al*, 2007; Artis, 2008). Los antígenos o las bacterias no patógenas que interactúan con las células dendríticas de la submucosa vía los TLR, en presencia de bacterias colonizadoras se estimulan, de manera preferente, para producir células Treg y un microambiente especializado que facilita el desarrollo de dichas células. Éstas liberan TGF-ß, una citosina oral tolerogénica, que reduce la respuesta de Th1, Th2 y Th17 hacia los antígenos y las bacterias (Spiekermann, *et. al*, 2001). Se ha demostrado que la tolerancia oral no puede lograrse en animales axénicos y estos animales deben ajustarse a la colonización total durante el periodo neonatal para que la tolerancia sea efectiva. La tolerancia oral requiere un TLR4 para ser efectiva, y la tolerancia puede romperse con el uso extenso de antibióticos de amplio espectro (Walker, 2013). Estas observaciones sugieren que la colonización intestinal inicial normal se requiere para establecer la tolerancia oral y, ésta, una vez lograda, puede romperse con el uso excesivo de antibióticos.

En el tracto gastrointestinal se produce la principal interacción entre el sistema inmunitario del hospedador y los microorganismos, ya sean comensales o patógenos. Es, por tanto, en la mucosa intestinal donde el sistema inmunológico aprende a distinguir entre los microorganismos comensales y patógenos y cómo reaccionar ante ellos. La alteración de la colonización bacteriana inicial conduce a una disbiosis de la microbiota intestinal, la cual a su vez lleva a la disfunción inmune y a un aumento en la tendencia a padecer enfermedad inflamatoria (Mai, *et. al*, 2009; Round, *et. al*, 2009; Weng, *et. al*, 2013) e incluso cáncer, ya que se han observado propiedades anticarcinogénicas de la microbiota intestinal (Gao, *et. al*, 2016). De hecho, se ha demostrado que padecimientos crónicos, como la alergia y la enfermedad inflamatoria intestinal (EII), se asocian con una microbiota intestinal diferente de la de los controles emparejados por edad y sin enfermedad (Mazmanian, *et. al*, 2008). En la actualidad, se ha sugerido que la influencia de la dieta (dieta occidental) sobre la colonización bacteriana puede ser un factor importante en el cambio de paradigma de la carga de enfermedades en los países desarrollados, de ser de predominio infeccioso a ser mediada por inmunidad (autoinmune y alergia) (De Filippo, *et. al*, 2010).

En un intento de explicar el incremento en la prevalencia de estas enfermedades se propuso la hipótesis de la higiene. Esta hipótesis mantiene que las infecciones durante la infancia previenen el desarrollo de las enfermedades alérgicas. En los países desarrollados los niños están menos expuestos a las infecciones lo que se traduce en un mayor riesgo de alergias (Strachan, 2000). Durante el periodo prenatal y neonatal predomina una respuesta inmunológica de tipo Th-2.

El creciente contacto con microorganismos y la instauración de la población bacteriana en el intestino estimula el desarrollo de la respuesta Th1 (Adkins, *et. al*, 2001). Finalmente estos mecanismos conducen a un equilibrio entre ambos tipos de respuesta inmunológica, un balance Th1/Th2. Sin embargo no solo estas respuestas están involucradas pues otros subgrupos de células T con potente capacidad inmunomoduladora son capaces de controlar ambas respuestas Th1 y Th2. Es el caso de las células Treg y Th3, consideradas como factores clave en la homeostasis del sistema inmunológico (Akbari, *et. al*, 2003).
El asma es una de las enfermedades inflamatorias crónicas más prevalentes en la niñez en los países desarrollados. Su etiología es compleja e incluye tanto predisposición genética como exposiciones ambientales. En los niños que no están genéticamente predispuestos, se ha descrito una estrecha relación entre la exposición a antibióticos a temprana edad, que son capaces de modificar la composición y diversidad de bacterias intestinales, con un riesgo aumentado para el desarrollo de asma, independientemente de si la exposición ocurre intraútero, en el periodo neonatal o a través de la leche materna (Azad, *et. al*, 2012). Un estudio canadiense (Subbarao, *et. al*, 2015) demostró que los lactantes con riesgo de desarrollar asma, presentaban una composición y diversidad de la microbiota diferente a los 3 meses de edad, con niveles disminuidos de los géneros bacterianos *Lachnospira*, *Veillonella*, *Faecalibacterium* y *Rothia*. La inoculación de estos géneros bacterianos en un modelo murino de asma mostró una disminución de la inflamación en la vía aérea, correlacionando directamente a la microbiota con la protección de la vía aérea (Arrieta, *et. al*, 2015)

Al igual que las enfermedades alérgicas, la Enfermedad Inflamatoria Intestinal (EII) es una patología de etiología compleja, donde confluyen susceptibilidades genéticas (polimorfismos en NOD2 e IL-23R, entre otros), alteraciones a nivel inmune, cambios en los patrones de colonización de bacterias intestinales y una serie de factores ambientales. En niños, se ha descrito una disminución en la diversidad de la microbiota si bien no se han observado cambios significativos en la composición a nivel de *phylum* (Hansen, *et. al*, 2012), y que a un mayor nivel de inflamación intestinal existe una reducción en la riqueza de la microbiota, caracterizada por la abundancia de bacterias gram-positivas, particularmente de los grupos *Clostridium* *clústeres* IV y XIVa (Kolho, *et. al*, 2015). El análisis de la secuenciación del gen 16s ribosomal ha permitido identificar patrones bacterianos asociados con patología que distinguen pacientes controles de pacientes con EII (Papa, *et. al*, 2012). Recientemente, también en pacientes pediátricos, se ha demostrado una correlación entre el estado de la enfermedad y el aumento en la abundancia de las familias *Enterobacteriaceae*, *Pasteurellacaea*, *Veillonellaceae*, y *Fusobacteriaceae*, *y* una disminución en los grupos de *Erysipelotrichales*, *Bacteroidales*, y *Clostridiales* (Gevers, *et. al*, 2014). Otro hallazgo importante de estudio fue la disminución en la diversidad de especies con cambios en la composición de la microbiota en los pacientes con enfermedad de Crohn expuestos a antibióticos, demostrando un efecto de amplificación de la disbiosis microbiana observada en los pacientes con enfermedad de Crohn.

4.3 El Eje Intestino-Cerebro

El eje intestino-cerebro (EIC) es un sistema de comunicación bidireccional que integra funciones tanto del cerebro como gastrointestinales. Por lo tanto, es importante tener en cuenta la influencia que el cerebro ejerce sobre el contenido microbiano del intestino y, a la inversa, tener en cuenta que la microbiota intestinal influye sobre la actividad del cerebro del huésped (Collins, *et. al,* 2009; Cryan, *et. al,* 2012). Investigaciones recientes han identificado que ciertas bacterias y componentes bacterianos en la luz del intestino pueden modular los sistemas sensoriales intestinales intrínsecos y extrínsecos, con consecuencias para la peristalsis, la nocicepción, la química del cerebro y del estado de ánimo (Forsythe, *et. al,* 2016), y existen fuertes indicios de que el estrés tiene un efecto significativo sobre la composición y función de la microbiota intestinal. Del mismo modo, se ha demostrado que las bacterias entéricas afectan profundamente la función cerebral (especialmente del hipotálamo y de la amígdala), la emoción y el comportamiento (El Aidy, *et. al,* 2015; Cong, *et. al,* 2016). Hay una clara evidencia de que la comunicación entre la microbiota intestinal y el SNC se lleva a cabo a través de vías endocrinas e inmunológicas, el sistema nervioso autónomo y el sistema nervioso entérico, formando colectivamente redes complejas (Figura Nº 3).

 Existen distintas vías de comunicación, ninguna mutuamente excluyente, entre la microbiota intestinal y el SNC:

1) La estimulación de las respuestas inmunes del huésped que conducen a diversos patrones de la activación de citoquinas sistémica;
2) La síntesis de metabolitos neuroactivos absorbibles, incluyendo neurotransmisores;
3) Las alteraciones en los circuitos neuronales por los efectos microbianos directos sobre el sistema nervioso entérico, con la transmisión a través de vías vagales del SNC;
4) El eje neuroendocrino hipotálamo-pituitario-adrenal (Montiel, *et. al,* 2013; Galland, 2014; El Aydi, *et. al,* 2015; Wang, *et. al,* 2016).

Figura Nº 3. Mecanismo Eje cerebro-intestino-microbiota

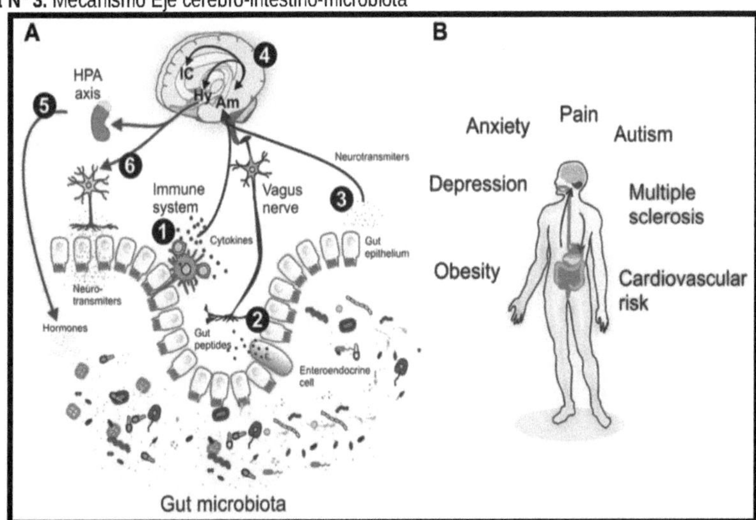

Tomado: Montiel, *et. al,* 2013

A) Interacciones bidireccionales entre la microbiota intestinal y el sistema nervioso central (CNS): 1.- los linfocitos pueden percibir la luz intestinal y liberar internamente citoquinas que pueden tener acciones endocrinas o paracrinas, 2.- terminales neuronales sensoriales, como en el nervio vago podrían ser activadas por péptidos intestinales liberados por células enteroendocrinas, 3.- los neurotransmisores o sus precursores pueden alcanzar el epitelio intestinal y sus metabolitos pueden tener efectos endocrinos o paracrinos. 4.- se ha descrito una red neural que implica constantemente la amígdala (Am) y el córtex insular (IC) como principales integradores de entradas viscerales. La activación del hipotálamo (Hy) inicia el brazo eferente (flechas rojas): 5.- corticosteroides, la liberación como resultado de la activación del eje hipotálamo-pituitario-adrenal (HPA), modula la composición de la microbiota intestinal. 6.- la activación neuronal eferente puede incluir el llamado "reflejo anti-inflamatorio colinérgico" y / o la activación simpática, ambos neurotransmisores clásicos que pueden afectar directamente a la composición de la microbiota intestinal.

 B) condiciones de salud: la evidencia reciente y creciente sugiere que varias condiciones de salud pueden ser afectadas por la microbiota intestinal (Montiel, *et. al*, 2013).

Los estudios clínicos han puesto de manifiesto distintos efectos patológicos de las bacterias comensales del intestino sobre el Sistema Nervioso Central (SNC) y han llevado a los investigadores a especular sobre los posibles efectos adversos atribuidos a la disbiosis y al aumento de la permeabilidad intestinal (Galland, 2014). A su vez, la actividad del SNC y neuroendocrino, y en particular la respuesta al estrés, pueden influir en la composición de la microbiota intestinal alterando diferencialmente el crecimiento de especies bacterianas y la producción de factores de virulencia bacteriana (Galland, 2014). En experimentación animal, se ha demostrado que el estrés durante la vida temprana (separación materna) produce cambios en la microbiota de la descendencia y que esto se asocia con un aumento de corticosterona y citoquinas inflamatorias (O'Mahony, *et. al*, 2009) y con un aumento de la permeabilidad intestinal y una vulnerabilidad del tracto gastrointestinal a los estímulos inflamatorios (Harish y Vargheset, *et. al*, 2006). En los ratones axénicos, el eje hipotálamo-pituitario-adrenal no se desarrolla con normalidad y conlleva una alteración de la capacidad de respuesta al estrés y una reducción del factor neurotrófico derivado del cerebro en el hipocampo (Tillisch, 2014). Estas anomalías se pueden corregir o atenuar con la colonización de los ratones axénicos por bacterias intestinales normales o con la ingesta de bacterias específicas en los primeros estadios de la vida (Desbonnet, *et. al*, 2010: Forsythe, *et. al*, 2016). La microbiota intestinal, el sistema de señalización cerebro-intestino y su interacción con los receptores genéticos, han demostrado estar relacionados con la salud infantil y el desarrollo de la conducta corto y largo plazo. Un reciente estudio mediante resonancia magnética funcional muestra que la ingestión de bacterias probióticas altera la función cerebral en los seres humanos, demostrando una relación aparente entre la microbiota intestinal y la salud humana (Tillisch, *et. al*, 2013; Collins *et. al*, 2013). Se ha desarrollado el modelo teórico "Reglamento de salud Infantil y desarrollo en la vida temprana por el microbiana genómico del huesped", para proponer que la interacción huésped-microbiota está involucrada en la salud infantil y en los mecanismos del desarrollo (Figura Nº 3). En los primeros años de la vida, el papel de la microbiota intestinal en la salud y en la enfermedad ha adquirido gran importancia a causa de la evidencia de que la microbiota intestinal puede influir en muchos aspectos del comportamiento humano (Cong, *et. al*, 2016). Un estudio reciente en los bebés con cólicos del lactante ha demostrado una reducción de la diversidad bacteriana en general, un aumento de la densidad de las *Proteobacterias* y una disminución de *Bacterioides*, en comparación con los bebés sanos (Mayer, *et. al*, 2015). Así pues, el contenido microbiano del intestino, posiblemente influenciado por factores tales como el contacto materno, es fundamental para el desarrollo de una respuesta adecuada a la tensión en la vida temprana, así como en el desarrollo posterior.

Los recién nacidos prematuros se diferencian de los recién nacidos a término en que son particularmente vulnerables a los efectos del estrés / dolor. El estrés activa el eje hipotálamo-pituirtario-adrenal y el sistema nervioso simpático, lo que aumenta la permeabilidad intestinal que permite a las bacterias y antígenos bacterianos cruzar la barrera epitelial, activar la respuesta inmune de la mucosa y alterar la composición del microbioma (Bonaz, *et. al,* 2013) y, además, el estrés oxidativo en el intestino modula el proceso de establecimiento del microbioma en los recién nacidos prematuros (Arboleya, *et. al,* 2013). Por otra parte, el dolor repetido puede contribuir a los cambios a largo plazo en los sistemas de estrés generalizado, incluyéndola alteración de los niveles de las hormonas del estrés, después del alta de la Unidad de Cuidados Intensivos Neonatales (Grunau, *et. al,* 2007).

5. LOS *LACTOBACILLUS Y SU CARACTERIZACIÓN* COMO ANTAGONISTAS POTENCIALES DE PATÓGENOS GASTROINTESTINALES

Los Lactobacillus son bacterias acido lácteas y se ubican en la familia Lactobacillaceae, son bacterias gram-positivas, son microorganismos anaerobios y estrictamente fermentativos. Los carbohidratos les resultan indispensables para su buendesarrollo, pues los fermentan para dar lugar al ácido láctico (a veces con ácidos volátiles), alcohol y dióxido de carbono como subproductos (Wihelm y Holzapfel, 2002). Estos microorganismos no desarrollan olores típicos al crecer en medios comunes, pero contribuyen a modificar el sabor de alimentos fermentados, produciendo compuestos volátiles como diacetilo y sus derivados hasta sulfuro de hidrógeno (H2S) y aminas en el queso.

Los *Lactobacillus* crecen bien en medios ligeramente ácidos, con pH inicial de 6,4– 4,5 y con un óptimo de desarrollo entre 5,5 y 6,2. Su crecimiento cesa cuando el pH alcanza valores desde 3,6 hasta 4,0 en dependencia de especies y cepas, y disminuye notablemente en medios neutros o ligeramente alcalinos (Wihelm y Holzapfel, 2002; Samaniego y Sosa, 2000).

Los *Lactobacillus* son capaces de disminuir el pH del sustrato donde se encuentran por debajo del valor 4,0 mediante la formación de ácido láctico. De esta forma evitan, o al menos disminuyen considerablemente, el crecimiento de casi todos los otros microorganismos competidores, exceptuando el de otras bacterias lácticas y el de las levaduras (Samaniego y Sosa, 2000).

La mayoría de las cepas de *Lactobacillus* son principalmente aerotolerantes; su crecimiento óptimo se alcanza bajo condiciones microaerofílicas o anaeróbicas y se conoce que un incremento en la concentración de CO2 (de aproximadamente 5% o hasta el 10%; (Samaniego y Sosa, 2000) puede estimular el crecimiento, sobre todo en el caso del crecimiento superficial sobre medios sólidos.

La mayor parte de los *Lactobacillus* son mesófilos (30-40ºC), con un límite superior de 40ºC. Aunque su rango de temperaturas para el crecimiento oscila entre 2ºC y 53ºC, algunos crecen por debajo de 15ºC y hay cepas que crecen por debajo de 5ºC. Otros crecen a temperaturas bajas, cercanas al punto de congelación por ejemplo, los que habitan en carnes y pescados congelados (Samaniego y Sosa, 2000).
Los miembros de este género transforman la glucosa y las hexosas aldehídicas similares en ácido láctico por homofermentación o bien, en otros productos finales adicionales como ácido acético, etanol, dióxido de carbono, ácido fórmico y ácido succínico por heterofermentación.

Los *Lactobacillus* son sensibles ante la mayoría de los antibióticos activos contra las bacterias Gram positivas.La resistencia a la bilis es también una propiedad importante a tener en cuenta para la colonización del intestino por los *Lactobacillus* y actualmente se encuentran estudios principalmente en el caso de *Lactobacillus acidophilus* (V. Chandramouli, *et. al,* 2004).

5.1 Caracterización y efectividad de *Lactobacillus fermentum*

5.1.1 Origen e identificación de *Lactobacillus fermentum*.

La bacteria Lactobacillus fermentum es una cepa aislada originariamente de la leche materna (Martín *et. al,* 2003). La cual ha sido identificada y caracterizada mediante técnicas bioquímicas, moleculares y genéticas en diferentes centros de investigación, específicamente en Holanda en The Institute Food Research (UK) y NIZO. La clasificación taxonómica de la cepa se llevó a cabo mediante secuenciación del gen que codifica el ARNr 16S. Con el fin de discriminar la cepa respecto a otras cepas pertenecientes a la misma especie se llevaron a cabo análisis por RAPD-PCR con los cebadores previamente descritos ArgDei y OPL5 (Martín, *et. al,* 2003). El patrón de fermentación de carbohidratos también corroboró la identidad de la cepa como perteneciente a la especie *L. fermentum* (Martín, *et. al,* 2005).

5.1.2 Caracterización de *Lactobacillus fermentum*.

5.1.2.1 *Seguridad* de *Lactobacillus fermentum*.

La especie *Lactobacillus fermentum* está incluida en el listado QPS (Qualified Presumption of Safety) publicado por la EFSA. Listado que recoge las especies microbianas consideradas seguras para su uso en humanos debido a su historial de consumo. Las especies incluidas en esta lista no requieren de estudios de seguridad para su puesta en el mercado. Sin embargo, con el fin de garantizar al máximo la seguridad de la cepa *L. fermentum* se han llevado acabo diversos estudios exhaustivos de diferentes aspectos relacionados con la seguridad. Por una parte el genoma total de la cepa fue secuenciado y analizado (Cárdenas, *et. al,* 2015). La secuencia muestra que la cepa no contiene plásmidos y no contiene genes implicados en la biosíntesis de aminas biógenas. También se han realizado análisis de actividades no deseables como la degradación de mucinas o la producción de beta-glucuronidasa (Martín, *et. al,* 2005; Cárdenas, *et. al,* 2015).

Otro aspecto importante relacionado con la seguridad es el patrón de resistencias a antibióticos que presenta la cepa. Con el fin de evitar la posible transferencia de genes de resistencia a microorganismos patógenos o potencialmente patógenos, la EFSA requiere que se demuestre que las cepas que se van a utilizar para consumo humano o animal no presenten resistencias a antibióticos potencialmente transferibles. *L. fermentum* no contiene genes transmisibles que pudieran estar relacionados con resistencias a antibióticos (Cárdenas, *et. al,* 2015). El patrón de resistencias a antibióticos mostrado por *L. fermentum* corresponde a las resistencias inherentes a la especie descritas como no transferibles (Lara, *et. al,* 2009).

La inocuidad de la cepa se confirmó en un estudio de toxicidad subcrónica en roedores. En dicho estudio los animales recibieron diariamente durante 4 semanas dosis de *L. fermentum* del orden de $1\times10e^{10}$ UFC/día. Dicha dosis, equivalente a que un humano se tomara hasta 10.000 raciones diarias durante 1 mes, fue perfectamente tolerada por los animales y no dio lugar a ningún efecto adverso (Lara, *et. al,* 2009). Por último hay que añadir que hasta la fecha se han realizado numerosos estudios clínicos que han involucrado a cientos de voluntarios sin que se haya detectado efecto adverso ninguno.

5.1.2.2 *Caracterización del potencial de Lactobacillus fermentum*

Una característica singular de *L. fermentum* es su capacidad para producir glutatión, molécula con gran potencia antioxidante. Esta propiedad se ha relacionado con su capacidad protectora del epitelio intestinal en los modelos animales de inflamación intestinal (Perán, *et. al,* 2006). La cepa es capaz también de producir riboflavina y folatos que podrían ser producidos *in situ* una vez la bacteria colonizara el intestino (Cárdenas, *et. al,* 2015).

Entre las características que se consideran importantes para las cepas probióticas se encuentran aquellas relacionadas con que la bacteria con vialidad alcance el intestino con el fin de que pueda ejercer su acción. Para ello la bacteria debe de sobrevivir a las condiciones del tracto gastrointestinal. *L. fermentum* mostró una alta resistencia a estas condiciones simuladas en modelos *in vitro* (Martín, *et. al,* 2005). Además en los estudios llevados a cabo en humanos demostraron que la cepa se recupera viva en heces tras su administración por vía oral (Olivares, *et. al,* 2007).

5.1.2.3 Caracterización del potencial antiinfeccioso *de Lactobacillus fermentum*

Algunos probióticos tienen la capacidad de producir sustancias con actividad antimicrobiana, como ácidos orgánicos, peroxido de hidrógeno, bacteriocinas, entre otros. Estas sustancias afectan a la viabilidad de microorganismos no deseados, y además, alteran su metabolismo y la producción de toxinas. Los ensayos *in vitro* llevados a cabo en modelos de difusión en agar pusieron de manifiesto la capacidad de *L. fermentum* para inhibir el crecimiento de microorganismos patógenos como *Escherichia coli, Salmonella choleraesuis, Staphylococcus aureus, Listeria.*

Una barrera esencial que protege el epitelio intestinal de agresiones e infecciones es la capa de mucus que recubre el intestino. *L. fermentum* que ayuda a mantener la capa de mucus a través de la inducción de la expresión de MUC2 y MUC5B (Olivares, *et. al,* 2006).

Cuando los patógenos alcanzan la mucosa intestinal es necesaria su adhesión a la mucosa como prerrequisito para la colonización e invasión de los tejidos subepiteliales, en caso contrario son eliminados rápidamente del intestino del hospedador. *L. fermentum* es capaz de competir con los microorganismos patógenos presentes en el lumen intestinal impidiendo que éstos alcancen la mucosa intestinal, y por tanto que se adhieran a las mucinas y penetren en el epitelio intestinal (Olivares, *et. al,* 2006.

El potencial antiinfeccioso de *L. fermentum* se corroboró en un modelo en roedores de infección por Salmonella. La administración de la cepa durante las 2 semanas previas a la infección protegió de forma significativa a los animales (Olivares, *et. al,* 2006).

5.1.2.4 Caracterización del potencial inmunomodulador de *Lactobacillus fermentum.*

Se ha propuesto que la microbiota intestinal puede ser modulada positivamente por la administración de bacterias o sustratos bacterianos, y esto podría conducir a una modulación significativa del sistema inmune. Los mediadores de estas interacciones son en gran parte desconocidos, aunque la superficie y las moléculas de la envoltura de la célula se han identificado como algunos de los jugadores principales. Entre ellos, podemos distinguir entre proteínas y otros componentes, tales como peptidoglicano, exopolisacáridos, ácidos teicoicos y ácidos lipoteicoicos (Hevia, *et. al,* 2015)

La capacidad de *Lactobacillus fermentum* para modular la respuesta inmunológica ha sido estudiada en modelos celulares *in vitro*. En los modelos llevados a cabo con polimorfonucleares obtenidos de sangre periférica humana se puso de manifiesto la capacidad de la cepa probiótica para interactuar con las células del sistema inmune modificando la respuesta tanto del tipo innato como específico. Respecto a inmunidad innata, la presencia de la cepa probiótica activó las células NK, especialmente el subtipo CD8+ que muestran un mayor potencial citotóxico que las del subtipo CD8-. Con respecto a la inmunidad adquirida, aproximadamente el 9% de los linfocitos T CD8 + se convirtió en activado después del cultivo con *L. fermentum.* Aunque hubo una menor activación de las células T CD4 + se activaron fundamentalmente el subtipo T reguladoras (CD4 + CD25 + Foxp3 +). La adición de la cepa probiótica indujo también cambios significativos en la producción de un gran número de citoquinas y quimiocinas como TNFa, IL-1b, IL-8, MIP-1a, MIP-1b, y GM-CSF destacando especialmente su capacidad para inducir IFN-y (Pérez, *et. al,* 2010). Este efecto sobre la producción de citokinas fue observado también en un modelo celular de macrófagos derivados de médula ósea de ratón (Díaz, *et. al,* 2007). En dicho modelo se puso de manifiesto que el efecto de *Lactobacillus fermentum* sobre el sistema inmune el cual era dependiente del estado de activación del mismo. Así en condiciones basales la adición de *L. fermentum* induce una activación de la respuesta inmunológica mientras que en condiciones de sobre estimulación como puede ser una inflamación crónica, la adición de la cepa probiótica provoca una modulación de la respuesta a través de la inducción de la producción de citokinas reguladoras como la IL-10 (Díaz, *et. al,* 2007). Este doble efecto de *L. fermentum* se corroboró en ensayos *in vivo* llevados a cabo tanto en modelos de animales sanos como en modelos de inflamación (Díaz, *et. al*, 2007; Peran, *et. al*, 2005). En este caso se utilizaron modelo de inflamación intestinal en ratas inducidas por ácido trinitrobenzenosulfónico (TNBS). La administración de *Lactobacillus fermentum* de forma preventiva antes de inducir la inflamación redujo los daños macroscópicos causados por esta enfermedad a nivel del epitelio intestinal, viéndose los efectos reflejados en una reducción de la necrosis a nivel del epitelio intestinal y un aumento en cuanto a la regeneración de la mucosa. La infiltración de neutrófilos en el tejido fue menor en el caso de los animales que recibieron la cepa probiótica. Por otra parte los niveles de TNFα, una citoquina eminentemente proinflamatoria, así como otros marcadores de inflamación se redujeron de forma significativa como consecuencia del consumo de *L. fermentum* (Perán, *et. al*, 2006; Perán, *et. al*, 2007). La capacidad antiinflamatoria de la cepa también se puso de manifiesto en un modelo animal de shock séptico por administración de lipopolisacárido (Arribas, *et. al*, 2008).

5.2 Efectos beneficiosos en humanos.

5.2.1 *Efectos del consumo de L. fermentum sobre la respuesta inmune frente a la vacuna de la gripe en una población adulta sana.*

En este estudio se puso de manifiesto el poder inmunomodulador de la cepa probiótica mejorando de forma significativa la respuesta de anticuerpos frente a la vacuna de la gripe. El efecto se relacionó con una mejora tanto de la respuesta innata como de la respuesta específica. La ingesta de la cepa probiótica también se relacionó con una menor incidencia de infecciones de carácter respiratorio, probablemente debido a una mejor respuesta inmunológica frente a los patógenos relacionados con este tipo de infecciones (Olivares, *et. al*, 2007).

5.2.2 *Efectos en niños por el consumo de una fórmula infantil con L. fermentum desde los 6 meses hasta los 12 meses de edad.*

Es importante destacar que el estudio demostró que la cepa probiótica era bien tolerada y segura para los niños. Por otra parte se demostró que el consumo de la fórmula infantil probiótica se relacionó con una reducción significativa del 46% en la incidencia de infecciones intestinales (p=0.032) y del 26% en la incidencia de infecciones respiratorias (p=0.026) (Maldonado, *et. al*, 2012). Los mecanismos a través de los cuales la cepa probiótica ejerce este efecto protector probablemente estarán relacionados con las propiedades antibacterianas e inmunomoduladoras que posee esta cepa.

5.2.3 *Efectos del consumo de L. fermentum sobre la mastitis*.

Según un estudio publicado en el año 2010 (Arroyo, *et. al*, 2010) reveló el potencial de *L. fermentum* para el tratamiento de la mastitis en mujeres durante la lactancia. El efecto se relacionó con la capacidad de la cepa probiótica para reducir la carga bacteriana en leche materna. El tratamiento probiótico no sólo solventó los síntomas clínicos de la mastitis en un 88% de las mujeres que recibieron el tratamiento probiótico sino que además redujo la recurrencia de la infección y previno del abandono de la lactancia. Los mecanismos a través de los cuales la bacteria ejerce este efecto no están todavía del todo claros aunque probablemente estarán también relacionados con las propiedades antibacterianas e inmunomoduladoras que posee esta cepa (Arroyo, *et. al*, 2010).

5.3 Aplicaciones Terapéuticas de otras especies de *Lactobacillus* en recién nacidos

El empleo de probióticos en el tratamiento de diarrea aguda por lo general causada por rotavirus en lactantes y niños, ha sido extensamente investigado por varios grupos en ensayos clínicos aleatorizados a doble ciego frente a placebo en Europa y Estados Unidos (Young y Huffmans, 2003; Szajecuska y Mrukowiez, 2001); sugieren que *L. rhamnosus* GG, *L. reuteri*, *L. acidophilus*, *S. boulardii* y *B. lactis* tienen efectos beneficiosos en la prevención y tratamiento Unidos (Young y Huffmans, 2003; Rolfe, 2000;

Goosens, *et. al, 2003;* Szajewska y Mrukowiez, 2001; Shornkova, *et. al, 1997*). En un estudio controlado con placebo, randomizado de 40 niños (3 a 6 meses) hospitalizados con diarrea aguda (75% rotavirus) recibieron 1010 UFC de *L. reuteri* o placebo diariamente por 5 días. La duración de diarrea líquida fue 1.6 días en el grupo de *L. reuteri* y 2.3 días en el grupo placebo (p=0.07). En el segundo día de tratamiento, sólo 26% de los pacientes que recibieron *L. reuteri* tuvieron diarrea líquida, comparado con 81% de aquellos que recibieron placebo (p=0.0005) (Reid, *et. al, 2003*). Hay evidencia suficiente para recomendar *L. rhamnosus* GG, en el tratamiento de diarrea aguda en niños en combinación con rehidratación oral (Young y Huffmans, 2003; Szajewska y Mrukowiez, 2001; Szajewska, *et. al, 2001,* Guandalini, *et. al, 2000*).

Las especies del género *Lactobacillus* se consideran beneficiosas en el problema de intolerancia a la lactosa, causada por una deficiencia congénita de la enzima betagalactosidasa ocasionando dificultad en la absorción y digestión de este azúcar a partir de los productos lácteos. Las bacterias ácido lácticas degradan parcialmente la lactosa contenida en este tipo de productos, lo cual favorece que haya una tolerancia a los lácteos (Dunne, *et. al, 2001;* Rolfe, 2000).

La enterocolitis necrotizante (ECN) es una enfermedad grave que afecta al recién nacido (RN) prematuro de muy bajo peso al nacer (<1500 g) con una incidencia entre 2.6% y 28% (Hung-Chih, *et.al,* 2005). El desarrollo de la ECN incluye múltiples factores asociados con prematurez, inmadurez de la mucosa intestinal, alimentación enteral y colonización bacteriana (Siu Yin y Kwong, 2001). Las estrategias dirigidas a aumentar la maduración de funciones críticas del tracto gastrointestinal incluyen el uso de esteroides prenatales, leche materna, alimentación enteral mínima, administración de glutamina, ácidos nucleicos, nucleótidos, factor activador de plaquetas (PAF) y probióticos (Llanos, *et. al, 2004*). Un estudio controlado randomizado prospectivo (Hung-Chih, *et. al, 2005*), en 367 RN de muy bajo peso, recibieron leche materna más *L. acidophilus* y *B. infantis* o sólo leche materna dos veces al día. La incidencia de ECN fue baja en el grupo con organismos probióticos, 1.1% *vs.* 5.3% respectivamente, (p=0.04). Estos datos sugieren que la baja colonización de *L. acidophilus* y *B. infantis* en recién nacidos de muy bajo peso al nacer puede ser un factor de riesgo en la infección bacteriana, y plantean la administración de probióticos como una estrategia adicional en la prevención de ECN. En Bogotá en un grupo de 1,237 recién nacidos se demostró la disminución de más de 60% en la incidencia de presentación de ECN con la administración de *L. acidophilus* y *B. infantis* (Hoyos, 1999; Forero, *et. al, 2005)*.

5.4 Nuevas Áreas de Aplicación Potencial

5.4.1 En Enfermedades Alérgicas.

La prevalencia de enfermedades atópicas, eczema atópico, rinoconjuntivitis alérgica y asma han aumentado en los últimos años. Estas condiciones están asociadas con las citoquinas sintetizadas por los linfocitos TCD4+ hacia la vía Th2 (IL-4, IL-5, y IL-13) las cuales promueven la secreción de inmunoglobulina E (IgE) y la eosinofilia (Yazdanbakhsh, *et. al,* 2002). Los probióticos pueden ser efectivos en la respuesta inmune para prevenir las reacciones alérgicas en los niños (Young y Huffmans, 2003; Hamilton-Miller, 2003) En un ensayo controlado con placebo, randomizado doble-ciego, mujeres embarazadas que recibieron *L. rhamnosus* GG cuatro semanas antes del parto tuvieron una disminución significativa de enfermedad atópica en el recién nacido (Kalliomaki, *et. al, 2001*). Estudios clínicos con *L. rhamnosus* GG y *B. Lactis* mostraron ser útiles en neonatos alérgicos a la leche de vaca (Reid, *et. al,* 2003). Este efecto es el resultado de la habilidad del organismo para incrementar la permeabilidad intestinal, estimular la secreción de IgA, producir citoquinas reguladoras como la IL-10 y factor de crecimiento transformador beta (TGF-ß) (Reid, *et. al,* 2003; Isolauri, *et. al, 2001*). La actividad de estas citoquinas se asocia con la supresión de las células Th2 y secreción reducida de citoquinas proinflamatorias, con un control de la respuesta IgE y reducción de la inflamación alérgica en el intestino (Yazdanbakhsh, *et. al,* 2002).

5.4.2 En el Cáncer.

Estudios en animales han mostrado que lactobacilos y las bifidobacterias modifican la microbiota intestinal reduciendo el riesgo de cáncer. Se postulan tres mecanismos:

- ✓ Estos organismos pueden disminuir las enzimas fecales (glycosidasa, ß-glucuronidasa, azoreductasa y nitroreductasa) asociadas con la conversión de precarcinógenos a carcinógenos (Reid, *et.al*, 2003).
- ✓ Inhiben directamente la formación de células tumorales.
- ✓ Algunas bacterias pueden unirse o inactivar el carcinógeno (Rolfe, 2000).

Voluntarios humanos recibieron *L. acidophilus* o *L. casei* reduciendo los niveles de enzimas que convierten precarcinógenos a carcinógenos. Se desconoce si esto produce la reducción en la incidencia de cáncer. Se deben realizar investigaciones más extensas y ensayos clínicos.

5.4.3 En Infecciones del tracto genito-urinario.

Estudios *in vitro* muestra que ciertas especies de *Lactobacillus* presentes en la microbiota vaginal tienen efecto protector por la producción de peróxido de hidrógeno (H_2O_2) con actividad microbicida contra patógenos que alteran este microambiente (Reid, *et al, 2003*). El bajo número o ausencia de estas bacterias está asociado con un incremento en la colonización de uropatógenos como *E. coli*, así como bacilos gramnegativos anaerobios asociados con vaginosis por lo general *Gardnerella vaginalis*, *Mobiluncus*, *Bacteroides*, *Fusobacterium* y otros (Reid y Devillard, 2004; Stapleton, 2003).

La administración por vía oral y/o vaginal de *L. crispatus*, *L. jensenii*, *L. rhamnosus* GGo *L. fermentum* ha mostrado ser segura y reducir el riesgo de infecciones del tracto urinario, vaginosis bacteriana, vulvovaginitis por *Candida* y enfermedades de transmisión sexual causadas por *Neisseria gonorrhoeae* y *Chlamydia trachomatis* (Reid y Bocking, 2003). El beneficio de estas terapias puede tener gran importancia en salud pública tanto para la madre como para el recién nacido.

5.4.4 En la elaboración de Vacunas.

Las herramientas moleculares para manipular bacterias ácido-lácticas representan una estrategia prometedora para vacunación (Reid, *et al, 2003*). El desarrollo de bacterias vivas como adyuvantes para patógenos atenuados como *Salmonella*, *Bordetella*, *Vibrio* y *Mycobacterium* por técnicas de ADN recombinante logran desencadenar una respuesta inmunitaria protectora (Grangette, *et. al, 2001*). Estudios futuros de esta naturaleza utilizando varios organismos pueden ser usados como vacunas contra patógenos que comprometan la integridad de la boca, intestino, vagina y tracto respiratorio.

CONCLUSIONES Y RECOMENDACIONES

Gracias al creciente interés en las terapias preventivas y de suplementos nutricionales para mejorar la salud, se han efectuado diversos estudios experimentales y clínicos que han permitido ganar más experiencia e información sobre el consumo de los probióticos. Un mejor conocimiento y una mayor evidencia científica acumulada hasta ahora permiten, en algunos escenarios clínicos, evaluar las bacterias ácido-lácticas sobre todo especies de *lactobacilos y bifidobacterias* como una herramienta terapéutica o un coadyuvante.

Los efectos de los probióticos tienen implicaciones importantes de salud pública porque son beneficiosos en enfermedades altamente prevalentes; hasta el momento existe evidencia clara para recomendar su uso en:

- ✓ Diarreas asociadas con rotavirus y uso de antibióticos.
- ✓ En el control de la vaginosis que hoy en día se considera de alto riesgo durante el embarazo induciendo respuesta inflamatoria fetal temprana.
- ✓ En recién nacidos la administración temprana de probióticos al ingresar a unidades de cuidado intensivo promueven la colonización de microbiota benéfica, mostrando evidencia clara en la disminución de enterocolitis necrotizante (ECN).
- ✓ Reducir los efectos de la intolerancia a la lactosa.

Dentro de las nuevas áreas de aplicación estaría la disminución y prevención de las enfermedades alérgicas, infecciones urinarias, mastitis y en la prevención de cáncer de colon. Aunque los resultados del uso de probióticos como elementos terapéuticos son alentadores, son necesarios más estudios comparativos para establecer las dosis óptimas y la duración del tratamiento en las diferentes situaciones clínicas donde se han demostrado efectos benéficos.

La microbiota del tracto gastrointestinal es un ecosistema complejo y dinámico que desempeña un importante papel en el desarrollo del ser humano. Una amplia variedad de microorganismos la componen, los cuales en conjunto realizan funciones de tipo intestinal, nutricional e inmunitario, con la importancia que representan.

La adquisición de esta microbiota comprende un proceso muy complejo que influye en la salud del individuo desde su nacimiento. Esta microbiota incluso llega a instaurarse antes del nacimiento, ya que en la actualidad se sabe que el feto no es de naturaleza estéril sino que desde antes del nacimiento posee ya cierta carga microbiana. Esta teoría ha quedado demostrada ya que se han aislado bacterias en el cordón umbilical y en el meconio de los recién nacidos (Jiménez, *et. al*, 2005; Jiménez *et. al*, 2008a). A partir del nacimiento, la carga bacteriana que se transfiere al recién nacido es de gran importancia para su desarrollo y la leche materna es una valiosa fuente de bacterias para el intestino del lactante (Martin *et. al*, 2003).

En los últimos años, debido a los beneficios potenciales o probados para el lactante, se ha recomendado la adición a las fórmulas lácteas de una serie de compuestos no nutritivos y nutrientes semiesenciales, entre ellos determinadas cepas bacterianas (probióticos). La inclusión en las fórmulas lácteas de bacterias probióticas aisladas de la leche humana podría ser una solución válida para la mejora del equilibrio microbiano intestinal de los lactantes que no puedan tomar leche de su madre, obteniéndose de esta manera los beneficios atribuidos clásicamente a la lactancia natural.

Los efectos beneficiosos que aportan los probióticos han sido demostrados en multitud de estudios, y a la hora de comercializar una cepa de probiótico, es necesario realizar estudios que demuestren que un consumo continuo de dicha cepa es bien tolerado por el organismo y que no muestra efectos adversos. Para ello se realizan estudios *in vitro*, donde se demuestra el potencial probiótico de determinada cepa, y estudios con animales de experimentación para demostrar la seguridad del probiótico (Maldonado y Lara, *et. al*, 2014). En el caso de *Lactobacillus fermentum*, tras comprobar su potencial probiótico en ensayos *in vitro* (Pérez, *et. al*, 2010), se realizaron estudios de seguridad en animales de experimentación (Lara, *et. al*, 2007) viéndose que su consumo era bien tolerado y que no producía efectos adversos. Los estudios llevados a cabo con la cepa *Lactobacillus fermentum*, para evaluar su efecto sobre el sistema inmune han puesto de manifiesto la peculiaridad de esta cepa para modular la respuesta inmune en función del contexto inmunológico. Así, la cepa es capaz de estimular la respuesta inmune a través de la activación de la respuesta innata (Díaz, *et. al*, 2007; Olivares, *et. al*, 2007) pero, en caso de que la cepa se aplique sobre un sistema inflamado, ésta modula la respuesta reduciendo la respuesta inflamatoria (Perán, *et. al*, 2006; Díaz, *et. al*, 2007; Arribas, *et. al*, 2008). Estas propiedades inmunomoduladoras de *L. fermentum* probablemente contribuyan en gran medida al efecto de la cepa sobre la mastitis, que resulta en una estrategia eficiente, segura y natural que permite resolver los problemas de disbiosis de la microbiota mamaria relacionados con la mastitis. Todo esto puede tener un impacto favorable no sólo para la salud de la madre sino también para la del hijo lactante.

En la actualidad el consumidor, busca estar más informado y preocupado por su salud y alimentación (Sanz, *et. al*, 2003). Al desarrollar un medicamento o un alimento funcional es importante que las características sensoriales de este no se vean afectadas por la presencia del microorganismo, generando así desaprobación por el consumidor. Por ejemplo, cultivos del género *Bifidobacterium ssp.*, pueden producir ácido acético en el medio cuando se encuentran en las proporciones y condiciones adecuadas (La Torre, *et. al*, 2003, Frontela, *et. al*, 2006). De igual forma, *Lactobacillus acidophilus* puede producir acetaldehído y ácido láctico, cambiando el sabor y aroma. Otros cultivos probióticos altamente proteolíticos producen péptidos que modifican las características de sabor en el alimento (Tamamine, *et. al*, 2005). Dicho esto es importante preponderar que los probióticos representan un avance terapéutico importante, por lo que es necesario continuar en la investigación científica de los mismos, definir sus mecanismos de acción, realizar más estudios doble ciego para continuar dilucidando su utilidad, mecanismos de acción y determinar por qué y cuándo fallan en algunos eventos clínicos.

REFERENCIAS BIBLIOGRÁFICAS

*Adkins B, Bu Y, Guevara P. The generation of Th memory in neonates versus adults: prolonged primary Th2 effector function and impaired development of Th1 memory effector function in murine neonates. J Immunol 2001; 166: 918-925.

*Adlerberth I, Hansson LA, Wold AE. Ontogeny of the intestinal flora. In: Sanderson IR, Walker WA, eds. Development of the gastrointestinal tract. Ontario: BC Decker Inc., 2000.pp. 279-295.

*Ahrné S, Lonnermark E, Wold AE, Aberg N, Hesselmar B, Saalman R, et al. Lactobacilli in the intestinal microbiota of Swedish infants. Microb Infect. 2005; 7: 1256- 1262.

*Ajslev TA, Andersen CS, Gamborg M, Sørensen TI, Jess T. Childhood overweight after establishment of the gut microbiota: the role of delivery mode, pre-pregnancy weight and early administration of antibiotics. Int J Obes (Lond) 2011; 35: 522–529.

*Akbari O, Stock P, DeKruyff RH, Umetsu DT. Role of regulatory T cells in allergy and asthma. Curr Opin Immunol 2003; 15: 627-633.

*Akira S, Takeda K, Kaisho T. Toll-like receptors: critical proteins linking innate and acquired immunity. Nat Immunol 2001; 2: 675-680.

*AlFaleh K, Anabrees J. Efficacy and safety of probiotics in preterm infants. J Neonatal Perinatal Med 2013; 6:1-9.

*AlFaleh K, Anabrees J. Probiotics for prevention of necrotizing enterocolitis in preterm infants. Cochrane Database Syst Rev 2014; (4): CD005496.

*Al-Lahham SH, Peppelenbosch MP, Roelofsen H, Vonk RJ, Venema K. Biological effects of propionic acid in humans; metabolism, potential applications and underlying mechanisms. Biochim Biophys Acta 2010; 1801: 1175-1183.

*Allen SJ, Jordan S, Storey M, Thornton CA, Gravenor M, Garaiova I, et al. Dietary supplementation with lactobacilli and bifidobacteria is well tolerated and not associated with adverse events during late pregnancy and early infancy. J Nutr 2010; 140: 483-488.

*Allen S J, Jordan S, Storey M, Thornton C A, Gravenor M B, Garaiova I, et al. Probiotics in the prevention of eczema: a randomised controlled trial. Arch Dis Child 2014; 99: 1014–1019.

*Allin KH, Nielsen T, Pedersen O. Mechanisms in endocrinology: Gut microbiota in patients with type 2 diabetes mellitus. Eur J Endocrinol 2015; 172: R167–R177.

*Aloisio I, Santini C, Biavati B, Dinelli G, Cencič A, Chingwaru W, et al: Characterization of Bifidobacterium spp. strains for the treatment of enteric disorders in newborns. Appl Microbiol Biotechnol. 2012; 96: 1561-1576.

*Álvarez C, Pérez-Moreno J, Tolín M, Sánchez C. Aplicaciones clínicas del empleo de probióticos en pediatría. Nutr Hosp 2013; 28: 564-574.

*Anabrees J, Indrio F, Paes B, AlFaleh K. Probiotics for infantile colic: a systematic review. BMC Pediatr 2013; 13: 186.

*Arboleya S, Salazar N, Solís G, Fernández N, Hernández-Barranco AM, Cuesta I, et al. Assessment of intestinal microbiota modulation ability of Bifidobacterium strains in in vitro fecal batch cultures from preterm neonates. Anaerobe 2013; 19: 9–16.

*Arribas B, Rodríguez-Cabezas ME, Comalad, M, Bailón E, Camuesco D, Olivares M, et al. Evaluation of the preventative effects exerted by Lactobacillus fermentum in an experimental model of septic shock induced in mice. Br J Nutr 2008; 101: 51-58.

*Arrieta MC, Stiemsma LT, Dimitriu PA, Thorson L, Russell S, Yurist- Doutsch S, et al. Early infancy microbial and metabolic alterations affect risk of childhood asthma. Sci Transl Med 2015; 7: 307ra152.

*Arroyo R, Martín V, Maldonado A, Jiménez E, Fernández L, Rodríguez JM. Treatment of infectious mastitis during lactation: antibiotics versus oral administration of Lactobacilli isolated from breast milk. Clin Infect Dis 2010; 50:1551-1558.

*Artis D. Epithelial-cell recognition of commensal bacteria and maintenance of immune homeostasis in the gut. Nat Rev Immunol 2008; 8: 411-420.

*Azad MB, Kozyrskyj AL. Perinatal programming of asthma: the role of gut microbiota. Clin Dev Immunol 2012; 2012: 932072.

*Bäckhed F, Manchester JK, Semenkovich CF, Gordon JI. Mechanisms underlying the resistance to diet-induced obesity in germ-free mice. Proc Nat Acad Sci USA 2007; 104: 979–984.

*Baghdadi M, Chiba S, Yamashina T, Yoshiyama H, Jinushi M. MFG-E8 regulates the immunogenic potential of dendritic cells primed with necrotic cell-mediated inflammatory signals. PLoS One 2012; 7(6): e39607.

*Ballard O, Morrow AL. Human milk composition: nutrients and bioactive factors. Pediatr Clin North Am 2013; 60: 49–74.

*Balmer SE, Scott PH, Wharton BA. Diet and faecal flora in the newborn: casein and whey proteins. Arch Dis Child 1989; 64: 1678-1684.

*Banchereau J, Steinman RM. Dendritic cells and the control of immunity. Nature 1998; 392: 245-252.

*Bashir ME, Louie S, Shi HN, Nagler-Anderson C: Toll-like receptor 4 signaling by intestinal microbes influences susceptibility to food allergy. J Immunol 2004; 172: 6978-6987.

*Bearfield C, Oavenport ES, Sivapathasundaram V, Allaker RP. Possible association between amniotic fluid micro-organism infection and microflora in the mouth. Br J Obstet Gynaecol 2002; 109: 527-533.

*Bermúdez BM, Plaza-Díaz J, Muñoz-Quezada S, Gómez-Llorente C, Gil A. Probiotics mechanism of action. Ann Nutr Metab 2012; 61: 160-174.

*Bernet MF, Brassart D, Neeser JR, Servin AL. *Lactobacillus acidophilus* LA1 binds to cultured human intestinal cells lines and inhibits cell attachment and cell invasion by enterovirulent bacteria. Gut 1994; 35: 483-489.

*Bertotto A, Gerli R, Castellucci G, Scalise F, Vaccaro R. Human milk lymphocytes bearing the gamma/ delta T-cell receptor are mostly delta TCSI-positive cells. Immunology 1991; 74: 360-361.

*Bhardwaj A, Gupta H, Kapila S, Kaur G, Vij S, Malik RK. Safety assessment and evaluation of probiotic potential of bacteriocinogenic Enterococcus faecium KH 24 strain under in vitro and in vivo conditions. Int J Food Microbiol 2010; 141: 156-164.

*Biasucci G, Benenati B, Morelli L, Bessi E, Boehm G. Cesarean delivery may affect the early biodiversity of intestinal bacteria. J Nutr 2008; 138: 1796S–1800S.

*Björkstén B, Sepp E, Julge K, Voor T, Mikelsaar M. Allergy development and the intestinal microflora during the first year of life. J Allergy Clin Immunol 2001; 108: 516-520.

*Bonaz BL, Bernstein CN. Brain-gut interactions in inflammatory bowel disease. Gastroenterology 2013; 144: 36-49.

*Boris S, Suárez JE, Vázquez F, Barbés C. Adherence of human vaginal lactobacilli to vaginal epithelial cells and interaction with uropathogens. Infect Immun 1998; 66: 1985-1989.

*Boyle RJ, Bath-Hextall FJ, Leonardi-Bee J, Murrell DF, Tang ML. Probiotics for treating eczema. Cochrane Database Syst Rev. 2008;(4):CD006135.

*Brook I. Bacterial interference. Crit Rev Microbiol 1999; 25:155-172.

*Budunelli N, Baylas H, Budunelli E, Turkoglu O, Ki:ise T, Dahlen G. Periodontal infections and preterm low birth weight: a case-control study. J Clin Periodontol 2005; 32:174-181.

*Butler JE, Sun J, Weber P, Navarro P, Francis D. Antibody repertoire development in fetal and newborn piglets, III. Colonization of the gastrointestinal tract selectively diversifies the preimmune repertoire in mucosal lymphoid tissues. Immunology 2000; 100: 119-130.

*Cabrera-Rubio R, Collado MC, Laitinen K, Salminen S, Isolauri E, Mira A. The human milk microbiome changes over lactation and is shaped by maternal weight and mode of delivery. Am J Clin Nutr 2012; 96: 544–551.

*Cani PD, Knauf C. How gut microbes talk to organs: The role of endocrine and nervous routes.. Mol Metab 2016; 5: 743-752.

*Cárdenas N, Laiño JE, Delgado S, Jiménez E, Juárez del Valle M, Savoy de Giori G et al. Relationships between the genome and some phenotypical properties of *Lactobacillus fermentum* CECT 5716, a probiotic strain isolated from human milk. Appl Microbiol Biotechnol 2015; 99(10):4343-4353.

*Caricilli AM, Castoldi A, Câmara NO. Intestinal barrier: A gentlemen's agreement between microbiota and immunity. World J Gastrointest Pathophysiol 2014; 5: 18-32.

*Cekola PL, Czerkies LA, Storm HM, Wang MH, Roberts J, Saavedra JM. Growth and tolerance of term infants fed formula with probiotic Lactobacillus reuteri. Clin Pediatr (Phila) 2015; 54: 1175-1184.

*César JA, Victora CG, Barros FC, Santos IS, Flores JA. Impact of breast feeding on admission for pneumonia in postneonatal period in Brazil: nested case-control study. BMJ 1999; 318:1316-1320.

*Chaia AP, Oliver G. Intestinal microflora and metabolic activity In: Fuller R., Perdigon G, eds. Gut Flora, nutrition, inmunity and health. Oxford: Blackwell Publishers, 2008. pp 77-98.

*Charteris WP, Kelly PM, Morelli L, Collins JK. Development and application of an in vitro methodology to determine the transit tolerance of potentially probiotic Lactobacillus and Bifidobacterium species in the upper human gastrointestinal tract. J Appl Microbiol 1998; 84:759-768.

*Chau K, Lau E, Greenberg S, Jacobson S, Yazdani-Brojeni P, Verma N et al. Probiotics for infantile colic: a randomized, double-blind, placebo-controlled trial investigating Lactobacillus reuteri DSM 17938. J Pediatr 2015; 166: 74-78.

*Chichlowski M, De Lartigue G, German JB, Roybould HE, Mills DA: Bifidobacteria isolated from infants and cultured on human milk oligosaccharides affect intestinal epithelial function. J Pediatr Gastroenterol Nutr 2012; 55: 321-327.

*Cho I, Blaser MJ. The human microbiome: at the interface of health and disease. Nat Rev Genet 2012; 13: 260–270.

*Chow J, Lee SM, Shen Y, Khosravi A, Mazmanian SK: Host-bacterial symbiosis in health and disease. Adv Immunol 2010; 107: 243-274.

*Collado MC, Delgado S, Maldonado A, Rodríguez JM. Assessment of the bacterial diversity of breast milk of healthy women by quantitative real-time PCR. Lett Appl Microbiol 2009; 48:523-528.

*Collado MC, Rautava S, Aakko J, Isolauri E, Salminen S. Human gut colonisation may be initiated in utero by distinct microbial communities in the placenta and amniotic fluid. Sci Rep 2016; 6:23129.

*Collins SM, Bercik P. Gut microbiota: Intestinal bacteria influence brain activity in healthy humans. Nat Rev Gastroenterol Hepatol. 2013; 10: 326–327.

*Collins SM, Bercik P. The relationship between intestinal microbiota and the central nervous system in normal gastrointestinal function and disease. Gastroenterology 2009; 136: 2003-2014.

*Cong X, Xu W, Romisher R, Poveda S, Forte S, Starkweather A, et al. Gut Microbiome and Infant Health: Brain-Gut-Microbiota Axis and Host Genetic Factors. Yale J Biol Med 2016; 89: 299-308.

*Connolly E, Abrahamsson T, Björkstén B. Safety of D(-)-lactic acid producing bacteria in the human infant. J Pediatr Gastroenterol Nutr 2005; 41:489-492.

*Conway, PL. Microbial ecology of the human large intestine. In: Gibson GR, Macfarlane GT, eds. Human Colonic Bacteria: Role in nutrition, physiology, and pathology. Boca ratón: CRC Press, 1995. pp. 1-24.
*Cox LM, Blaser MJ. Antibiotics in early life and obesity. Nat Rev Endocrinol 2015; 11: 182–190.

*Critchfield JW, Van Hemert S, Ash M, Mulder L, Ashwood P. The potential role of probiotics in the management of childhood autism spectrum disorders. Gastroenterol Res Pract 2011; 2011: 161358.

*Croucher SC, Houston AP, Bayliss CE, Turner RJ. Bacterial populations associated with different regions of the human colon wall. Appl Environ Microbiol 1983; 45:1025-1033.

*Crovetto MM, Vio del R F. Antecedentes internacionales y nacionales de la promoción de Salud en Chile: lecciones aprendidas y proyecciones futuras. Rev Chil Nutr. 2009 Mar; 36 (1): 32-45.

*Cryan JF, Dinan TG. Mind-altering microorganisms: the impact of the gut microbiota on brain and behaviour. Nat Rev Neurosci 2012; 13: 701–712.

*Cummings JH, Beatty ER, Kingman SM, Bingham SA, Englyst HN. Digestion and physiological properties of resistant starch in the human large bowel. Br.J Nutr 1996; 75: 733-747.

*Cummings JH, Macfarlane GR, Englyst HN. Prebiotic digestion and fermentation. Am J Clin Nutr 2001; 73: 4155-4205.

*De Filippo C, Cavalieri D, Di Paola M, Ramazzotti M, Poullet JB, Massart S, et al. Impact of diet in shaping gut microbiota revealed by a comparative study in children from Europe and rural Africa. Proc Natl Acad Sci USA 2010; 107: 14691-14696.

*De Keersmaecker SC, Verhoeven TL, Desair J, Marchal K, Vanderleyden J, Nagy I. Strong antimicrobial activity of Lactobacillus rhamnosus GG against Salmonella typhimurium is due to accumulation of lactic acid. FEMS Microbiol Lett. 2006; 259: 89-96.

*Desbonnet L, Garrett L, Clarke G, Kiely B, Cryan JF, Dinan TG. Effects of the probiotic Bifidobacterium infantis in the maternal separation model of depression. Neuroscience 2010; 170: 1179–1188.

*Díaz RM, Martín R, Sierra S, Lara-Villoslada F, Rodríguez JM, Xaus J, Olivares M. Two lactobacillus strains, isolated from breast milk, differently modulate the immune system. J Appl Microbio 2007; 102:337-343.

*Didierlaurent A, Sirard JC, Kraehenbuhl P, Neutra MR. How the gut senses its content. Cell Microbiol 2001; 4: 61-72.
*DiGiulio DB, Romero R, Amogan HP, Kusanovic JP, Bik EM, Gotsch F, et al. Microbial prevalence, diversity and abundance in amniotic fluid during preterm labor: a molecular and culture-based investigation. PLoS One 2008; 3 (8): e3056.

*Domínguez BM, Costello EK, Contreras M, Magris M, Hidalgo G, Fierer N, et al. Delivery mode shapes the acquisition and structure of the initial microbiota a cross multiple body habitats in newborns. Proc Natl Acad Sci USA 2010; 107: 11.971-11.975.

*Dong H, Rowland I, Tuohy KM, Thomas LV, Yaqoob P. Selective effects of Lactobacillus casei Shirota on T cell activation, natural killer cell activity and cytokine production. Clin Exp Immunol 2010; 161:378-388.

*Dong X-D, Li X-R, Luan J-J, Liu X-F, Peng J, Luo Y-Y, et al. Bacterial communities in neonatal feces are similar to mothers' placentae. Can J Infect Dis Med Microbiol 2015; 26:90-94.

*Dovon S, Snydman D, 2015. Risk and Safety of Probiotics. Clin Infect Dis. 2:129-134p.

*Dunne C, O'Mahony L, Murphy E, Thornton G, Morrissey D, O'Halloran S, *et al. In vitro* selection criteria for probiotic bacteria of human origin: correlation with in vivo findings. *Am J Clin Nutr* 2001; 73 (Suppl): 386-392.

*El Aidy S, Dinan TG, Cryan JF. Gut microbiota: the conductor in the orchestra of immune-neuroendocrine communication. Clin Ther 2015; 37: 954-967.

*European Commission. Working Group consisting of members of the Scientific Committee on Animal Nutrition, Scientific Committee on Food and the Scientific committee on Plants of the European Commission. On a generic approach to the safety assessment of microorganisms used in feed/food and feed/food production. 2003. [http://ec.europa.eu/food/fs/sc/scf/out178_en.pdf].

*European Food Safety Authority (EFSA). Guidance on the assessment of bacterial susceptibility to antimicrobials of human and veterinary importante. EFSA J 2012; 10: 2740.

*European Food Safety Authority (EFSA). Opinion of the Scientific Committee on a request from EFSA on the Introduction of a Qualified Presumption of Safety (QPS) approach for assessment of selected microorganisms referred to EFSA. EFSA J 2006; 587: 1-16.

*European Food Safety Authority (EFSA) Panel on Biological Hazards (BIOHAZ). Scientific Opinion on the maintenance of the list of QPS biological agents intentionally added to food and feed (2013 update). EFSA Journal 2013; 11(11):3449.

*Everard A, Cani PD, (2013). Diabetes, obesity and gut microbiota. Best Pract Res Clin Gastroenterol 2013; 27: 73–83.

*Fåk F, Ahrné S, Molin G, Jeppsson B, Weström B. Microbial manipulation of the rat dam change bacterial colonization and alters properties of the gut in her offspring. Am J Physiol Gastrointest Liver Physiol 2008; 294: G148-154.

*Falk PG, Hooper LV, Midtvedt T, Gordon JI. Creating and maintaining the gastrointestinal ecosystem: what we know and need to know from gnotobiology. Microbiol Mol Biol Rev 1998; 62: 1157-1170.

*Fallani M, Young D, Scott J, Norin E, Amarri S, Adam R, et al. Intestinal microbiota of 6-week-old infants across Europe: geographic influence beyond delivery mode, breast-feeding, and antibiotcs. J Pediatr Gastroenterol Nutr 2010; 51: 77-84.

*FAO/OMS. Guidelines for the evaluation of probiotics in food. 2002. http://www.who.int/foodsafety/fs_management/en/probiotic_ guidelines.pdf.

*FAO/WHO. Expert Consultation on Evaluation of Health and Nutritional Properties of Probiotics in Food Including Powder Milk with Live Lactic Acid Bacteria, October 2001.
*Favier CF, Vaughan EE, de Vos WM, Akkermans ADL. Molecular monitoring of sucesión of bacterial communities in huamn neonatos. Appl Environm Microbiol 2002; 68:219-226.

*Fedorak R, Demeria D. Probiotic bacteria in the prevention and the treatment of inflammatory bowel disease. Gastroenterol Clin North Am. 2012; 41: 821-842.

*Fernández MF, Boris S, Barbés C. Probiotic properties of human lactobacilli strains to be used in the gastrointestinal tract. J Appl Microbiol 2003; 94:449-455.

*Field CJ. The immunological components of human milk and their effect on immune development in infants. J Nutr 2005; 135:1-4.

*Forero J, Alarcón J, Cassalett G. *Cuidado intensivo pediátrico y neonatal.* Capítulo 9; Bogotá: 2005. p. 614-619.

*Forsythe P, Kunze W, J. Moody microbes or fecal phrenology: what do we know about the microbiota-gut-brain axis?. BMC Med 2016; 14: 58.

*Frei R, Akdis M, O'Mahony L. Prebiotics, probiotics, synbiotics, and the immune system: experimental data and clinical evidence. Curr Opin Gastroenterol 2015; 31: 153–158.

*Frontela, C., Lopez G., Ros G., Martinez C. 2006 Relación entre los parámetros sensoriales, fisicoquímicos. Murcia: Universidad de Murcia. Vol. 22. 67-78 p.

*Galland L. The gut microbiome and the brain. J Med Food 2014; 17: 1261–1272.

*Ganesh BP, Versalovic J. Luminal conversion and immunoregulation by probiotics. Front Pharmacol 2015; 6:269.

*Gao J, Wu H, Liu J. Importance of gut microbiota in health and diseases of new born infants. Exp Ther Med 2016; 12: 28-32.

*García LR. Composición e inmunología de la leche humana. Acta Pediatr Mex 2011; 32: 223-230.

*Garofalo R. Cytokines in human milk. J Pediatr 2010; 156 (2 Suppl):S36–40.

*Garofalo RP, Goldman AP. Expression of functional immunomodulatory and antiinflamatory factors in human milk. Clin Perinatol 1999; 26: 361-377.

*Garrido D, Kim JH, German JB, Raybould HE, Mills DA. Oligosaccharide binding proteins from Bifidobacterium longum subsp. Infantis reveal a preference for host glycans. PLoS One 2011; 6:e17315.

*Gevers D, Kugathasan S, Denson LA, Vázquez-Baeza Y, Van Treuren W, Ren B, et al. The treatment-naive microbiome in new-onset Crohn's disease. Cell Host Microbe 2014; 15, 382–392.

*Gil C, López MA, Rodriguez-Benítez MV, Romero J, Roncero I, Linares MD, Maldonado J, et al. *Lactobacillus fermentum* CECT 5716 is safe and well tolerated in infants of 1-6 months of age: a randomized controlled trial. Pharmacol Res 2012; 65: 231-238.

*Gill HS. Stimulation of the immune system by lactic acid cultures. Int Dairy J 1998; 8: 535-544.

*Gilliland SE, Speck ML. Antagonistic action of Lactobacillus acidophilus toward intestinal and food borne pathogens in associative cultures. J Food Prot 1977; 40: 820- 823.

*Gilmore W, McKelvey-Martin V, Rutherford S, Strain J, Loane P, Kell M, et al. Human milk contains granulocyte colony stimulating factor. Eur J Clin Nutr 1994; 48:222–224.

*Goldenberg JZ, Ma SS, Saxton JD, Martzen MR, Vandvik PO, Thorlund K, et al. Probiotics for the prevention of Clostridium difficile-associated diarrhea in adults and children. Cochrane Database Syst Rev. 2013; 31(5):CD006095.

*Goldenberg JZ, Lytvyn L, Steurich J, Parkin P, Mahant S, Johnston BC. Probiotics for the prevention of pediatric antibiotic-associated diarrhea. Cochrane Database Syst Rev. 2015; 22(12):CD004827.

*González R, Maldonado A, Martín V, Mandomando I, Fumadó V, Metzner KJ, et al. Breast milk and gut microbiota in African mothers and infants from an area of high HIV prevalence. PLoS One 2013; 8:e80299.

*Goossens D, Jonkers D, Stobberingh E, van den Bogaard A, Russel M, Stockbrügger R. Probiotics in gastroenterology: indications and future perspectives. *Scan J Gastroenterol* 2003; *239* (Suppl): 15-23.

*Gorbach SI. Probiotics in the third millennium. *Dig Liver Dis* 2002; *34* (Suppl): 2-7.

*Grangette C, Müller-Alouf H, Goudercourt D, Geoffroy MC, Turneer M, Mercenier A. Mucosal immune responses and protection against tetanus toxin after intranasal immunization with recombinant *Lactobacillus plantarum. Infect Immun* 2001; 69: 1547-1553.

*Grazioso CF, Werner AL, Alling DW, Bishop PR, Buescher ES. Antiinflamatory effects of human milk on chemically induced colitis in rats. Pediatr Res 1997; 42: 639-643.

*Grill JP, Scheneider F, Crociani I, Ballongue I. Purification and characterization of conjugated bile salt hydrolase from Bifidobacterium longum BB536. Appl Environ Microbiol 1995; 61:2577-2582.

*Grimoud J, Durand H, de Souza S, Monsan P. Ouarné F. Theodorou V, et al. In vitro screening of probiotics and synbiotics according to anti-inflammatory and anti-proliferative effects. Int J Food Microbiol 2010; 144:42-50.

*Gronlund MM, Arvilommi H, Kero P, Lehtonen OP, Isolauri E. Importance of intestinal colonisation in the maturation of humoral immunity in early infancy: a prospective follow up study of healthy infants aged 0-6 months. Arch Dis Child Fetal Neonatal Ed 2000; 83: F186-192.

*Grunau RE, Haley DW, Whitfield MF, Weinberg J, Yu W, Thiessen P. . Altered basal cortisol levels at 3, 6, 8 and 18 months in infants born at extremely low gestational age. J Pediatr 2007; 150: 151–156.

*Guandalini S, Pensabene M, Zikri MA, Dias JA, Casali LG, Hoekstra H, *et al. Lactobacillus* GG administered in oral rehydration solution to children with acute diarrhea: A multicenter European trial. *J Pediatr Gastroenterol Nutr* 2000; *30*: 54-60.

*Guarino A, Ashkenazi S, Gendrel D, Lo Vecchio A, Shamir R, Szajewska H, et al. European Society for Paediatric Gastroenterology, Hepatology, and Nutrition/ European Society for Paediatric Infectious Diseases evidence-based guidelines for the management of acute gastroenteritis in children in Europe: up date. J Pediatr Gastroenterol Nutr 2014; 59: 132-152.

*Guarino A, Guandalini S, Lo Vecchio A. Probiotics for prevention and treatment of diarrhea. J Clin Gastroenterol 2015; 49 Suppl 1: S37-S45.

*Guarner F, Melagelada JR. Gut flora in health and disease. Lancet 2003; 361: 512-519.

*Gueimonde M, Latinen K, Salminem S, Isolauri E. Breast milk: A Source of Bifidobacteria for Infant Gut Development and Maturation?. Neonatology 2007; 92:64-66.

*Gutzeit C, Magri G, Cerutti A. Intestinal IgA production and its role in host-microbe interaction. Immunol Rev 2014; 260: 76-85.

*Hamilton-Miller JM. The role of probiotics in the treatment and prevention of *Helicobacter pylori* infections. *Int J Antimicrob Agents* 2003; *22*: 360-366.
*Hammami R, Fernandez B, Lacroix C, Fliss I: Anti-infective properties of bacteriocins: anupdate. Cell Mol Life Sci 2013; 70: 2947-2967.

*Hansen R, Russell RK, Reiff C, Louis P, McIntosh F, Berry SH, et a.l Microbiota of de-novo pediatric IBD: increased Faecalibacterium prausnitzii and reduced bacterial diversity in Crohn's but not in ulcerative colitis. Am J Gastroenterol 2012; 107: 1913–1922.

*Hansen R, Scott KP, Khan S, Martin JC, Berry SH, Stevenson M, et al. First-pass meconium samples from healthy term vaginally- delivered neonates: an analysis of the microbiota. PLoS One 2015; 10(7): e0133320.

*Hao Q, Dong BR, Wu T. Probiotics for preventing acute upper respiratory tract infections. Cochrane Database Syst Rev 2015; (2): CD006895.

*Hardy H, Harris J, Lyon E, Beal J, Foey AD. Probiotics, prebiotics and immunomodulation of gut mucosal defences: homeostasis and immunopathology. Nutrients 2013; 5: 1869-1912.

*Harish K and Vargheset, 2006. Probiotics in humans-evidence based review. Calcicut Medical Journal; 4 (4):1-3p

*Hart AL, Stagg AJ, Frame M, Graffner H, Glise H, Falk,P, et al. The role ofthe gut flora in health and disease, and its modification as therapy. Aliment Pharmacol Ther 2002; 16: 1383-1393.

*Hart AL, Stagg AJ, Kamm MA. Use of probiotics in the treatment of inflammatory bowel disease. J Clin Gastroenterol 2003; 36: 111-119.

*Hayashi H, Sakamoto M, Benno Y. Phylogenetic analysis of the human gut microbiota using 16S rDNA done libraries and strictly anaerobic culture-based methods. Microbiol Immunol 2002; 46: 535-548.

*Hayes M, Coakley M, O'Sullivan L, Stanton C, Hill C, Fitzgerald GF, Murphy JJ. Cheese as a delivery vehicle for probiotics and biogenic substances. Australian J Dairy Technol. 2006; 61 (2): 132-141.

*He T, Priebe MG, Zhong Y, Huang C, Harmsen HJ, Raangs GC, et al. Effects of yogurt and bifidobacteria supplementation on the colonic microbiota in lactose-intolerant subjects. J Appl Microbiol. 2008; 104: 595-604.

*Hedin C, Whelan K, Lindsay JO. Evidence for the use of probiotics and prebiotics in inflammatory bowel disease: a review of clinical trials. Proc Nutr Soc 2007; 66:307–315.

*Heikkilä MP, Saris PEJ. Inhibition of Staphilococcus aureus by the commensal bacteria of human milk. J Appl Microbiol 2003; 95; 471-478.

*Helgeland L, Vaage JT, Rolstad B, Midtvedt T, Brandtzaeg P. Microbial colonization influences composition and T-cell receptor V beta repertoire of intraepithelial lymphocytes in rat intestine. Immunology 1996; 89: 494- 501.

*Hesla HM, Stenius F, Jäderlund L, Nelson R, Engstrand L, Alm J, et al. Impact of lifestyle on the gut microbiota of healthy infants and their mothers—the ALADDIN birth cohort. FEMS Microbiol Ecol 2014; 90: 791-801.

*Hessle C, Andersson B, Wold AE. Gram-positive bacteria are potent inducers of monocytic interleukin-12 (IL-12) while gram-negative bacteria preferentially stimulate IL-I0 production. Infect Immun 2000; 68: 3581-3586.

*Hevia A, Delgado S, Sánchez B, Margolles A. Molecular Players Involved in the Interaction Between Beneficial Bacteria and the Immune System. Front Microbiol 2015; 6: 1285.

*Hojsak I, Abdovi S, Szajewska H, Milosevi M, Krznari Z, Kolacek S. Lactobacillus GG in the prevention of nosocomial gastrointestinal and respiratory tract infections. Pediatrics 2010; 125: 1171-1177.

*Holladay SD, Smialowicz RJ. Development of the murine and human immune system: differential effects of immunotoxicants depend on time of exposure. Environ Health Perspect 2000; 108 Suppl 3: 463-473.

*Holzapfel WH, Haberer P, Snel J, Schillinger U, Huis in't Veld IH. Overview of gut flora and probiotics. Int J Food Microbiol 1998; 41:85-101.

*Hooper LV, Xu J, Falk PG, Midtvedt T, Gordon JI. A molecular sensor that allows a gut commensal to control its nutrient foundation in a competitive ecosystem. Proc Natl Acad Sci USA 1999; 96: 9833-9838.

*Hooper LV, Gordon JI. Commensal host-bacterial relationships in the gut. Science 2001; 292:1115-1118.

*Hosea BH, Cicalo MC, Holland CD, Field CJ. The immunological components of human milk. Adv Food Nutr Res 2008; 54:45-80.

*Howarth GS, Wang H. Role of endogenous microbiota, probiotics and their biological products in human health. Nutrients 2013; 5: 58-81.

*Hoyos A. Reduced incidence of necrotizing enterocolitis associated with enteral adminstration of *Lactobacillus acidophilus* and *Bifidobacterium infantis* to neonates in an intensive care unit. Int J Infect Dis 1999; *3:* 197-202.

*Hu J, Nomura Y, Bashir A, Fernandez-Hernandez H, Itzkowitz S, Pei Z, et al. Diversified microbiota of meconium is affected by maternal diabetes status. PloS One 2013; 8: e78257.

*Huertas CA, Logan S, Bennett C, Macarthur C, Martin AE. Dietary interventions for recurrent abdominal pain (RAP) and irritable bowel syndrome (IBS) in childhood. Cochrane Database Syst Rev. 2014 Feb 17;(2):CD003019.

*Hung-Chih L, Bai-Horng S, An-Chyi Ch, Tsung-Wen L, Chang-Hai T, Tsu-Fuh Y, *et al.* Oral probiotics reduce the incidence and severity of necrotizing enterocolitis in very low birth weight infants. *Pediatrics* 2005; *115:* 1-4.

*Hunt KM, Williams JE, Shafii B, Hunt MK, Behre R, Ting R, et al. Mastitis is associated with increased free fatty acids, somatic cell count, and interleukin-8 concentrations in human milk. Breastfeeding Med 2013; 8:105-110.

*Hurley WL, Theil PK. Perspectives on immunoglobulins in colostrum and milk. Nutrients 2011; 3:442–474.

*Ichikawa M, Sugita M, Takahashi M, Satomi M, Takeshita T, Araki T, et al. Breast milk macrophages spontaneously produce granulocyte-macrophage colony-stimulating factor and differentiate into dendritic cells in the presence of exogenous interleukin-4 alone. Immunology 2003; 108:189–195.

*Informe de un Grupo de Estudios de la OMS. Dieta, nutrición y prevención de enfermedades crónicas. Ginebra: Oganización Mundial de la Salud. OMS; 2003. 258p.

*Ishibashi N, Yamazaki S. Probiotics and safety. Am J Clin Nutr 2001; 73: 465-470.

*Islam SU. Clinical uses of probiotics. Medicine (Baltimore) 2016; 95: e2658.

*Isolauri E, Sütas Y, Kankaanpää P, Arvilommi H, Salminen S. Probiotics: effects on immunity. *Am J Clin Nutr* 2001; *73* (Suppl): 444-450.

*Janssens S, Beyaert R. Role of Toll-like receptors in pathogen recognition. Clin Microbiol Rev. 2003; 16: 637-46

*Jarry A, Cerf-Bensussan N, Brousse N, 5elz F, Guy-Grand D. 5ubsets of CD3+ (T cell receptor alpha/beta or gamma/delta) and CD3- lymphocytes isolated from normal human gut epithelium display phenotypical features different from their counterparts in peripheral blood. Eur J Immunol 1990; 20: 1097-1103.

*Jeurink PV, van Esch BCAM, Rijnierse A, Garssen J, Knippels LMJ. Mechanisms underlying immune effects of dietary oligosaccharides. Am J Clin Nutr 2013; 98 (suppl):572S–577S.

*Jiménez E, Fernández L, Maldonado A, Martin R, Olivares M, Xaus J, Rodríguez J.M. Oral administration of Lactobacillus strains isolated from breast milk as an alternative for the treatment of infectious mastitis during lactation. Appl Environ Microbiol 2008; 74: 4650-4655.

*Jiménez E, Fernández L, Marín ML, Martín R, Odriozola JM, Nueno-Palop C, et al. Isolation of comensal bacteria from cord blood of healthy neonatos born by cesarean section. Curr Microbiol 2005; 51: 270-274.

*Jiménez E, Marín ML, Martín R, Odriozola JM, Olivares M, Xaus J, et al. Is meconium from healthy newborns actually sterile? Res Microbiol 2008a; 159: 187-193.

*Johnston BC, Ma SS, Goldenberg JZ, Thorlund K, Vandvik PO, Loeb M, et al. Probiotics for the prevention of Clostridium difficile-associated diarrhea: a systematic review and meta-analysis.Ann Intern Med 2012; 157: 878-888.

*Joint FAO/WHO Working Group. Guidelines for the evaluation of Probiotics in foods. London Ontario, Canada: Food and Agricultural Organization of the United Nations/ World Health Organization. FAO/WHO; 2002 Apr 30- May 1. 11p.

*Jones ML, Tomaro-Duchesneau C, Prakash S. The gut microbiome, probiotics, bile acids axis, and human health. Trends Microbiol 2014; 22: 306-308.

*Jones RM. The influence of the gut microbiota on host physiology: In pursuit of mechanisms.Yale J Biol Med 2016; 89: 285-297.

*Jonkers D, Penders J, Masclee A, Pierik M. Probiotics in the management of inflammatory bowel disease. A systematic review of intervention studies in adult patients. Drugs 2012; 72: 803-823.

*Jost T, Lacroix C, Braegger C, Chassard C. Assessment of bacterial diversity in breast milk using culture-dependent and culture-independent approaches. Br J Nutr 2013; 110:1253–1262.

*Kalliomaki M, Salminen S, Arvilommi H, Kero P, Koskimen P, Isolauri E. Probiotics in primary prevention of atopic disease: a randomized placebo-controlled trial. Lancet 2001; 357: 1076-1079.

*Kaplan JL, Shi HN, Walker WA: The role of microbes in developmental immunologic programming. Pediatr Res 2011; 69: 465-472.

*Karlsson H, Hessle C, Rudin A. Innate immune responses of human neonatal cells to bacteria from the normal gastrointestinal flora. Infect Immun 2002; 70: 6688-6696.

*Karlsson H, Larsson P, Wold AE, Rudin A. Pattern of cytokine responses to gram-positive and gram-negative commensal bacteria is profoundly changed when monocytes differentiate into dendritic cells. Infect Immun 2004; 72: 2671-2678.

*Khan MJ, Gerasimidis K, Edwards CA, Shaikh MG. Role of gut microbiota in the aetiology of obesity: proposed mechanisms and review of the literature. J Obes 2016; 2016:7353642.

*Kim SO, Ah YM, Yu YM, Choi KH, Shin WG, Lee JY. Effects of probiotics for the treatment of atopic dermatitis: a meta-analysis of randomized controlled trials. Ann Allergy Asthma Immunol 2014; 113: 217–226.

*Klare I, Konstabel C, Werner G, Huys G, Vankerckhoven V, Kahlmeter G, et al. Antimicrobial susceptibilities of Lactobacillus, Pediococcus and Lactococcus human isolates and cultures intended for probiotic or nutritional use. J Antimicrob Chemother 2007; 59: 900-912.

*Kolho KL, Korpela K, Jaakkola T, Pichai MV, Zoetendal EG, Salonen A, et al. Fecal Microbiota in Pediatric Inflammatory Bowel Disease and Its Relation to Inflammation. Am J Gastroenterol 2015; 110: 921–930.

*Kopp MV, Hennemuth I, Heinzmann A, Urbanek R. Randomized, double-blind, placebo- controlled trial of probiotics for primary prevention: no clinical effects of Lactobacillus GG supplementation. Pediatrics 2008; 121:e850-856.

*Korterink JJ, Ockeloen L, Benninga MA, Tabbers MM, Hilbink M, Deckers-Kocken JM. Probiotics for childhood functional gastrointestinal disorders: a systematic review and meta-analysis. Acta Paediatr. 2014; 103: 365-372.

*Kotzamanidis C, Kourelis A, Litopoulou-Tzanetaki E, Tzanetakis N, Yiangou M. Evaluation of adhesion capacity, cell surface traits and immunomodulatory activity of presumptive probiotic Lactobacillus strains. Int J Food Microbiol 2010; 140:154-163.

*Kruis W, Fric P, Pokrotnieks J, Lukás M, Fixa B, Kascák M, et al. Maintaining remission of ulcerative colitis with the probiotic Escherichia coli Nissle 1917 is as effective as with standard mesalazine. Gut 2004; 53: 1617-1623.

*Kusunoki R, Ishihara S, Aziz M, Oka A, Tada Y, Kinoshita Y. Roles of milk fat globule-epidermal growth factor 8 in intestinal inflammation. Digestion 2012; 85:103–107.

*Lamberti LM, Walker CLF, Noiman A, Victora C, Black RE. Breastfeeding and the risk for diarrhea morbidity and mortality. BMC Public Health 2011; 11(Supp. 3): S15.

*Lara F, Olivares M, Sierra S, Rodríguez JM, Boza J, Xaus J. Beneficial effects of probiotic bacteria isolated from breast milk. Br J Nutr 2007; 98 (Suppl 1): S96-S100.

*Lara V, Sierra S, Díaz-Ropero MP, Rodríguez JM, Xaus J, Olivares M. Safety assessment of Lactobacillus fermentum CECT5716, a probiotic strain isolated from human milk. J Dairy Res 2009; 76: 216-221.

*Laroia S, Martin JH. Bifidobacteria as possible dietary adjuncts in cultured dairy products: A review. Cult Dairy Prod J 1990, 25: 18-22.

*Larsen N, Vogensen FK, van den Berg FW, Nielsen DS, Andreasen AS, Pedersen BK, et al. Gut microbiota in human adults with type 2 diabetes differs from non-diabetic adults. PLoS One 2010; 5:e9085.

*La Torre, L, Tamime, A and Muir, D. Rheology and sensory profiling of set-type fermented milks made with different commercial probiotics and yoghurt starter cultures. s.l.: International Journal of Dairy Technology, 2003, 163-170 p.

*Lawrence RA, Lawrence RM. Lactancia Materna. Una guía para la profesión médica. 6ª ed. Madrid: Elsevier; 2007.

*Lawrence RM, Pane CA. Human breast milk: Current concepts of immunology and infectious diseases. Curr Probl Pediatr Adolesc Health 2007; 37:7-36.

*Le Chatelier E, Nielsen T, Qin J, Prifti E, Hildebrand F, Falony G, et al. Richness of human gut microbiome correlates with metabolic markers. Nature 2013; 500: 541–546.

*Lefrançois L, Puddington L. Intestinal and pulmonary mucosal T cells: local heroes fight to maintain the status quo. Annu Rev Immunol 2006; 24: 681-704.

*Ley RE, Turnbaugh PJ, Klein S, Gordon JL. 2006. Microbial ecology: human gut microbes associated with obesity. Nature 2006; 444:1022-1023.

*Lievin V, Peiffer I, Hudault S, Rochat F, Brassart D, Nesser JR, Servin AL. Bifidobacterium strains from resident infant human gastrointestinal microflora exert antimicrobial activity. Gut 2000; 47:646-652.

*Lionetti E, Indrio F, Pavone L, Borrelli G, Cavallo L, Francavilla R. Role of probiotics in pediatric patients with Helicobacter pylori infection: a comprehensive review of the literature. Helicobacter. 2010; 15: 79-87.

*Liu B, Yu Z, Chen C, Kling DE, Newburg DS. Human milk mucin 1 and mucin 4 inhibit Salmonella enterica serovar typhimurium invasion of human intestinal epithelial cells in vitro. J Nutr 2012; 142:1504–1509.

*Llanos A, Mena P, Uauy R. Tendencias actuales en la nutrición del recién nacido prematuro. *Rev Chil Pediatr* 2004; 75: 107-121.

*López H. Safety and efficacy of human breast milk Lactobacillus fermentum CECT 5716. A mini-review of studies with infant formulae. Benef Microbes 2015; 6: 219-224.

*López M, Mach N. Influencia de la gestación, el parto y el tipo de lactancia sobre la microbiota intestinal del neonato. Acta Pediatr Esp 2014; 72: 37-44.

*Lundeen SG, Savage DC. Characterization and purification of bile salt hydrolase from Lactobacillus sp. Strain 100-100. J Bacteriol 1990; 172: 4171-4177.

*Macpherson AJ, Harris, N.L. Interaction between comensal intestinal bacteria and the inmune system. Nat Rev Immunol 2004b; 4:478-485.

*Macpherson AJ, Uhr T. Induction of protective IgA by intestinal dendritic cells carrying commensal bacteria. Science 2004a; 303: 1662-1665.

*Mackie RI, Sghir A, Gaskins HR. Developmental microbial ecology of the neonatal gastrointestinal tract. Am J Clin Nutr 1999; 69: 1035S-1045S.

*Magalhaes JG, Tattoli I, Girardin SE. The intestinal epithelial barrier: how to distinguish between the microbial flora and pathogens. Semin Immunol 2007; 19: 106-115.

*Mai V, Draganov PV. Recent advances and remaining gaps in our knowledge of associations between gut microbiota and human health. World J Gastroenterol 2009; 15: 81-85.

*Maldonado J, Cañabate F, Sempere L, Vela F, Sánchez AR, Narbona E, et al. Human milk probiotic Lactobacillus fermentun CECT 5716 reduces the incidence of gastrointestinal and upper respiratory tract infections in infants. J Pediatr Gastroenterol Nutr 2012; 54:55-61.

*Maldonado J, Lara-Villoslada F, Sierra S, Sempere L, Gómez M, Rodríiguez JM, et al. Safety and tolerance of the human milk probiotic strain Lactobacillus salivarius CECT5713 in 6-month-old children. Nutrition 2010; 26: 1082-1087.

*Maldonado L, Lara Villoslada F. Probióticos. En: Sierra Salinas C, ed. Errores en nutrición infantil. Majadahonda (Madrid): Ed Ergón, 2014. pp 199-207.

*Marianelli C, Cifani N, Pasquali P. Evaluation of antimicrobial activity of probiotic bacteria against Salmonella enterica subsp. enterica serovar typhimurium 1344 in a common medium under different environmental conditions. Res Microbiol 2010; 161:673-680.

*Marteau P, Minekus M, Havenaar R, Huis in't Veld JH. Survival of lactic acid bacteria in a dynamic model of the stomach and small intestine: validation and the effects of bile. J Dairy Sci 1997; 80:1031-1037.

*Martinez CA, Sierra S, Lara-Villoslada F, Romero J, Maldonado J, Boza J, et al. A probiotic dairy product containing L. gasseri CECT574 and L. coroniformis CECT 5711 induces beneficious immunological changes in children suffering from allergy. Pediatr Allergy Immunol 2009; 20: 592-600.

*Martín R, Heilig GH, Zoetendal EG, Smidt H, Rodríguez JM. Diversity oft he Lactobacillus group in breast milk and vagina of healthy women and potencial role in colonization of the infant gut. J Appl Microbiol 2007; 103: 2638-2644.

*Martin R, Langa S, Reiviriego C, Jiménez C, Martín ML, Xaus J, et al. Human milk is a source of lactic acid bacteria for the infant gut. J Pediatr 2003; 143: 754-758.

*Martín R, Langa S, Reivierngo C, Jiménez, E, Marín ML, Olivares M, et al. The comensal microflora of human milk: new perspectivas for food bacteriotherapy and probiotics. Trends Food Sci Tech 2004; 15: 121-127.

*Martin R, Langa S, Reiviriego C, Jiménez C, Martín ML, Xaus J, et al. Human milk is a source of lactic acid bacteria for the infant gut. J Pediatr 2003; 143: 754-758.

*Martín R, Olivares M, Marin ML, Fernández L, Xaus J. Rodríguez JM. Probiotic potential of 3 Lactobacilli strains isolated from breast milk. J Hum Lact 2005; 21:8-17.

*Martins FS, Silva AA, Vieira AT, Barbosa FH, Arantes RM, Teixeira MM, et al. Comparative study of Bifidobacterium anima lis, Escherichia coli, Lactobacillus casei and Saccharomyces boulardii probiotic properties. Arch Microbiol 2009; 191: 623-630.

*Mathur S, Singh R. Antibiotic resistance in food lactic acid bacteria —a review. Int J Food Microbiol 2005; 105: 281-295.

*Matilla S, Matto T, y Saarela M, 1999. Lactic acid bacterin with health clains-interactions and interference with gastrol intestinal flora. Int. Dary J.9:25-37p.

*Matsumiya Y, Kato N, Watanabe K, Kato H. Molecular epidemiological study of vertical transmisión of vaginal Lactobacil/us species from mothers to newborns infants in Japanese, by arbitrarily primed polymerase Caín reaction. J Infect Chemother 2002; 8: 43-49.

*Matsuoka K, Kanai T. The gut microbiota and inflammatory bowel disease. Semin Immunopathol 2015; 37: 47-55.

*Mayer EA, Savidge T, Shulman RJ. Brain-gut microbiome interactions and functional bowel disorders. Gastroenterology 2014; 146: 1500-1512.

*Mayer EA, Tillisch K, Gupta A. Gut/brain axis and the microbiota. J Clin Invest 2015; 125: 926–938.

*Mazmanian SK, Round JL, Kasper DL: A microbial symbiosis factor prevents intestinal inflammatory disease. Nature 2008; 453: 620-625.

*McFarland LV, Dublin S. Meta-analysis of probiotics for the treatment of irritable bowel syndrome. World J Gastroenterol 2008; 14:2650–2661.

*McFarland LV. Meta-analysis of probiotics for the prevention of antibiotic associated diarrhea and the treatment of Clostridium difficile disease. Am J Gastroenterol. 2006; 101: 812-822.

*McFarland LV. Meta-analysis of probiotics for the prevention of traveler's diarrhea. Travel Med Infect Dis 2007; 5:97-105.

*McGuire MK, McGuire MA. Human mlk: mother nature's prototypical probiotic food?. Adv Nutr 2015; 6:112–123.

*Mc Guire M, Mc Guire M, Bide L, 2016. Prebiotics and Probiotics in human milk. 1 st Edition. Academic Press. 506 p. ISBN9780128027462.

*Miele E, Pascarella F, Giannetti E, Quaglietta L, Baldassano RN, Staiano A. Effect of a probiotic preparation (VSL#3) on induction and maintenance of remission in children with ulcerative colitis. Am J Gastroenterol. 2009; 104: 437–443.

*Milani C, Mancabelli L, Lugli GA, Duranti S, Turroni F, Ferrario C, et al. Exploring vertical transmission of bifidobacteria from mother to child. Appl Environ Microbiol 2015; 81:7078 –7087.
*Molloy MJ, Bouladoux N, Belkaid Y: Intestinal microbiota: shaping local and systemic immune responses. Semin Immunol 2012; 24 :58-66.

*Medzhitov R: Toll-like receptors and innate immunity. Nat Rev Immunol 2001; 1: 135-145.

*Million M, Maraninchi M, Henry M, Armougom F, Richet H, Carrieri P, et al. Obesity-associated gut microbiota is enriched in Lactobacillus reuteri and depleted in Bifidobacterium animalis and Methanobrevibacter smithii. Int J Obes (Lond) 2012; 36: 817-825.

*Million M, Angelakis E, Maraninchi M, Henry M, Giorgi R, Valero R, et al. Correlation between body mass index and gut concentrations of Lactobacillus reuteri, Bifidobacterium animalis, Methanobrevibacter smithii and Escherichia coli. Int J Obes (Lond) 2013; 37: 1460-1466.

*Mizuno K, Hatsuno M, Aikawa K, Takeichi H, Himi T, Kaneko A, et al. Mastitis is associated with IL-6 Levels and milk fat globule size in breast milk. J Hum Lact 2012; 28:529-534.

*Mollet, B. and ROWLAND, I. Functional foods: at the frontier between food and pharma. In: Current in Opinion and Biotechnology. Vol. 13, No. 5 (oct. 2002); p. 483-485.

*Montiel CA, González-Cervantes RM, Bravo-Ruiseco G, Pacheco-López G. The microbiota-gut-brain axis: neurobehavioral correlates, health and sociality. Front Integr Neurosci 2013; 7:70.

*Moreau MC, Ducluzeau R, Guy-Grand D, Muller MC. Increase in the population of duodenal IgA plasmocytes in axenic mice monoassociated with different living or dead bacterial strains of intestinal origin. Infect Immun 1978; 21: 532-539.

*Muñoz Q, Chenoll E, Vieites JM, Genovés S, Maldonado J, Bermúdez-Brito M, et al. Isolation, identification and characterization of the novel probiotic strains (*Lactobacillus paracasei* CNCM I-4034, *Bifidobacterium breve* CNCM I-4035 and *Lactobacillus rhamnosus* CNCM I-4036) from the faeces of exclusively bresast-fed infants. Br J Nutr 2012; 109: S51-S62.

*Murri M, Leiva I, Gomez-Zumaquero JM, Tinahones FJ, Cardona F, Soriguer F, et al. Gut microbiota in children with type 1 diabetes differs from that in healthy children: a case- control study. BMC Med 2013; 11: 46.

*Nagengast FM, Grubben MJ, van Munster IP. Role of bile acids in colorectal carcinogenesis. Eur J Cancer 1995; 31A: 1067-1070.

*Narbona L, Uberos Fernández J, Armadá Maresca MI, Couce Pico ML, Rodríguez Martínez G, Saenz de Pipaon M. Grupo de Nutrición y Metabolismo Neonatal, Sociedad Española de Neonatología: recomendaciones y evidencias para la suplementación dietética con probióticos en recién nacidos de muy bajo peso al nacer. An Pediatr (Barc) 2014; 81:397.e1-397.e8.

*Nascimento MBR, Issler H. Breastfeeding: making the difference in the development, health and nutrition ofterm and preterm newborns. Rev Hosp Clín Fac Med S Paulo 2003; 58:47-60.

*Naspghan Nutrition Report Committee, Michail S, Sylvester F, Fuchs G, Issenman R. Clinical efficacy of probióticos: review of the evidence with focus on children. J Pediatr Gastroenterol Nutr 2006; 43: 550-557.

*Neutra M R. Current Concepts in Mucosal Immunity V. Role of M cells in transepithelial transport of antigens and pathogens to the mucosal immune system. Am J Physiol 1998; 274: 785-791.

*Newburg D, Peterson J, Ruiz-Palacios G, Matson D, Morrow A, Shults J, et al. Role of human-milk lactadherin in protection against symptomatic rotavirus infection. Lancet 1998; 351: 1160–1164.

*Newburg DS, Walker WA. Protection of the neonate by the innate immune system of developing gut and of human milk. Pediatr Res 2007; 61:2-8.

*Noverr M, Huffnagle GB. Does the microbiota regulate immune responses outside the gut?. Trends Microbiol 2004; 12: 562-568.

*Nuriel OM, Neuman H, Koren O. Microbial changes during pregnancy, birth, and infancy. Front Microbiol 2016; 7:1031.

*Ojetti V, Gigante G, Gabrielli M, Ainora ME, Mannocci A, Lauritano EC, et al. The effect of oral supplementation with Lactobacillus reuteri or tilactase in lactose intolerant patients: randomized trial. Eur Rev Med Pharmacol Sci 2010; 14: 163-170.

*O'Keefe SJ. Nutrition and colonic health: the critical role of the microbiota. Curr Opin Gastroenterol 2008; 24: 51-58.

*O'Keefe SJ, Ou J, Aufreiter S, O'Connor D, Sharma S, Sepulveda J, et al. Products of the colonic microbiota mediate the effects of diet on colon cancer risk. J Nutr 2009; 139: 2044-2048.

*Olivares M, Díaz-Ropero MP, Martin R, Rodríguez JM, Xaus J. Antimicrobial potential of four lactobacillus strains isolated from breast milk. J Appl Microbiol 2006; 101: 72-79.

*Olivares M, Díaz-Ropero MP, Sierra S, Lara-Villoslada F, Fonollá J, Navas M, et al. Oral intake of Lactobacillus fermentum CECT5716 enhances the effects of influenza vaccination. Nutrition 2007; 23:254-260.

*Olivares M, Lara-Villoslada F, Sierra S, Boza J, Xaus J. Efectos beneficiosos de los probióticos de la leche materna. Acta Pediatr Esp 2008; 66: 130-134.

*Olsen R, Greisen G, Schrøder M, Brok J. Prophylactic probiotics for preterm infants: a systematic review and meta-analysis of observational studies. Neonatology 2016; 109: 105-112.

*O'Mahony SM, Marchesi JR, Scully P, Codling C, Ceolho AM, Quigley EM, et al. Early life stress alters behavior, immunity, and microbiota in rats: implications for irritable bowel syndrome and psychiatric illnesses. Biol Psychiatry 2009; 65: 263–267.

*Osborn DA, Sinn JKH. Probiotics in infants for prevention of allergic disease and food hypersensitivity. Cochrane Database Syst Rev 2007; (4): CD006475.

*Ouwehand A,Kirjavainen P, Shortt-C, Salminen S, 1999 Probiotics: mechanisms and established effects. Internationals Dairy Journal 9:43-52p.

*Ozbas ZY, Aytac S.A. Behaviour of Yersinia enterocolitica and Aeromonas hydrophila in yogurt made with probiotic bacteria Bifidobacterium infantis and Lactobacillus acidophilus. Milchwissenschaft. 1995, 50: 626-629.

*Pandey PK, Verma P, Kumar H, Bavdekar A, Patole MS, Shouche YS. Comparative analysis of fecal microflora of healthy full-term Indian infants born with different methods of delivery (vaginal vs cesarean): Acinetobacter sp. Prevalence in vaginally born infants. J Biosci. 2012; 37: 989-998.

*Papa E, Docktor M, Smillie C, Weber S, Preheim SP, Gevers D, et al. Non-invasive mapping of the gastrointestinal microbiota identifies children with inflammatory bowel disease. PLoS One 2012; 7: e39242.

*Parra D, Martinez de Morentin B, Cobo J, Mateos A, Martinez J, 2004. Monocyte function in healthy middle-aged people receiving fermented milk containing Lactobacillus casei. J Nutr Health Aging. 8 (4): 208-211p.

*Pärty A, Lehtonen L, Kalliomäki M, Salminen S, Isolauri E. Probiotic Lactobacillus rhamnosus GG therapy and microbiological programming in infantile colic: a randomized, controlled trial. Pediatr Res 2015; 78: 470-475.

*Patel A, Shah N, Prajapati JB. Clinical application of probiotics in the treatment of Helicobacter pylori infection--a brief review. J Microbiol Immunol Infect. 2014; 47: 429-423.

*Penders J, Thijs C, Vink C, Stelma FF, Snijders B, Kummeling I, et al. Factors influencing the composition of the intestinal microbiota in early infancy. Pediatrics 2006; 118: 511-521.

*Peran L, Camuesco D, Comalada M, Nieto A, Concha A, Adrio JL, et al. Lactobacillus fermentum, a probiotic capable to release glutathione, prevents colonic inflammation in the TNBS model of rat colitis. Int J Colorectal Dis 2006; 21: 737-746.

*Peran L, Camuesco D, Comalada M, Nieto A, Concha A, Diaz-Ropero MP, et a. Preventative effects of a probiotic, Lactobacillus salivarius ssp. salivarius, in the TNBS model of rat colitis. World J Gastroenterol 2005; 11: 5185-5192.

*Peran L, Sierra S, Comalada M, Lara-Villoslada F, Bailón E, Nieto A, et al. A comparative study of the preventative effects exerted by two probiotics, Lactobacillus reuteri and Lactobacillus fermentum, in the trinitrobenzenesulfonic acid model of rat colitis. Br J Nutr 2007; 97: 96-103.

*Pérez C, Dong H, Yaqoob P. In vitro immunomodulatory activity of Lactobacillus fermentum CECT5716 and Lactobacillus salivarius CECT5713: two probiotic strains isolated from human breast milk. Immunobiology 2010; 215: 996-1004.

*Perez PF, Doré J, Leclerc M, Levenez F, Benyacoub J, Serrant P, et al. Bacterial imprinting of the neonatal immune system: lessons from maternal cells? Pediatrics 2007; 119:e724-732.

*Petra AI, Panagiotidou S, Hatziagelaki E, Stewart JM, Conti P, Theoharides TC. Gut-microbiota-brain axis and its effect on neuropsychiatric disorders with suspected immune dysregulation. Clin Ther 2015; 37: 984-995.

*Preising J, Philippe D, Gleinser M, Wei H, Blum S, Eikmanns BJ, et al. Selection of bifidobacteria based on adhesion and anti-inflammatory capacity in vitro for amelioration of murine colitis. Appl Environ Microbiol 2010; 76:3048-3051.

*Prescott SL, Björkstén B. Probiotics for the prevention or treatment of allergy diseases. J Allergy Clin Immunol 2007; 10: 255-262.

*Prince AL, Chu DM, Seferovic MD, Antony Microbiome. Cold Spring Harb Perspect Med 2015; 5: a023051.

*Qin J, Li R, Raes J, Arumugam M, Burgdorf K, Manichanh C, et al. A human gut microbial gene catalogue established by metagenomic sequencing. Nature 2010; 464: 59-65.

*Qin J, Li Y, Cai Z, Li S, Zhu J, Zhang F, et al. A metagenome-wide association study of gut microbiota in type 2 diabetes. Nature 2012; 490: 55–60.

*Rabot S, Rafter J, Rijkers GT, Watzl B, Antoine JM. Guidance for substantiating the evidence for beneficial effects of probiotics: impact of probiotics on digestive system metabolism. J Nutr 2010; 140: 677S-689S.

*Rahimi R, Nikfar S, Rahimi F, Elahi B, Derakhshani S, Vafaie M, et al. A meta-analysis on the efficacy of probiotics for maintenance of remission and prevention of clinical and endoscopic relapse in Crohn's disease. Dig Dis Sci 2008; 53:2524–2531.

*Rajilić-Stojanović M, de Vos WM. The first 1000 cultured species of the human gastrointestinal microbiota. FEMS Microbiol Rev 2014; 38: 996-1047.

*Rastall R.A. Bacteria in the gut: friends and foes and how to alter the balance. J Nutr 2004; 134: 2022S-2026S.

*Rather IA, Bajpai VK, Kumar S, Lim J, Paek WK, Park YH. Probiotics and atopic dermatitis: an overview. Front Microbiol 2016; 7: 507.

*Reid G, Bocking A. The potential for probiotics to prevent bacterial vaginosis and preterm labor. *Am J Obstet* Gynecol 2003; *189*: 1202-1208.
*Reid G, Devillard E. Probiotics for mother and child. *J Clin Gastroenterol* 2004; *38*: 94-101.

*Reid G, Jass J, Sebulsky MT, McCormick JK. Potential uses of probiotics in clinical practice. *Clin Microbiol Rev* 2003; *16*: 658-672.

*Rescigno M, Urbano M, Valzasina B, Francolini M, Rotta G, Bonasio R, et al. Dendritic cells express tight junction proteins and penetrate gut epithelial monolayers to sample bacteria. Nat Inmunol 2001; 2: 361-367.

*Ridaura VK, Faith JJ, Rey FE, Cheng J, Duncan AE, Kau AL, et al. Cultured gut microbiota from twins discordant for obesity modulate adiposity and metabolic phenotypes in mice. Science 2014; 341: 1–22.

*Ridlon JM, Kang DJ, Hylemon PB. Bile salt biotransformations by human intestinal bacteria. J Lipid Res 2006; 47: 241-259.

'Riordan SM, Williams R, 2009. The intestinal flora and bacterial infection cirnhusis. J. Hepatol. 45(5):744-757p.

*Rodríguez GJ. Microorganismos y salud: bacterias lácticas y bifidobacterias probióticas. Madrid: Ed. Complutense, 2006.
*Rodríguez J M. Probióticos: del laboratorio al consumidor, Nutr Hosp 2015; 31(Supl. 1): 33-47.

*Rodríguez JM, Jiménez E, Merino V, Maldonado A, Marín ML, Fernández L, et al. Microbiota de la leche humana en condiciones fisiológicas. Acta Pediatr Esp 2008; 66: 77-82.

*Rodríguez JM The origin of human milk bacteria: Is there a bacterial entero-mammary pathway during late pregnancy and lactation?. Adv Nutr 2014; 5:779–784.

*Rodríguez P, Cofré J. Diarrea asociada a Clostridium difficile en niños. Rev Chil Infectol 2015; 32: 550-558

*Roesch LF, Lorca GL, Casella G, Giongo A, Naranjo A, Pionzio AM, et al. Culture-independent identification of gut bacteria correlated with the onset of diabetes in a rat model. ISME J 2009; 3: 536–548.

Rolfe RD. The role of probiotic cultures in the control of gastrointestinal health. *J Nutr* 2000; *130*: 396-402.

*Romeo J, Nova E, Wárnberg J, Gómez-Martínez S, Díaz Ligia LE, Marcos A. Immunomodulatory effect of fibres, probiotics and synbiotics in different life-stages. Nutr Hosp 2010; 25: 341-349.

*Romero R, Kusanovic JP, Espinoza J, Gotsch F, Nhan-Chang CL, Erez O, et al. What is amniotic fluid "sludge"? Ultrason Obstet Gynecol 2007; 30: 793-798.

*Rosenfeldt V, Benfeldt E, Valerius NH, Paerregaard A, Michaelsen KF. Effects of probiotics on gastrointestinal symptoms and small intestinal permeability in children with atopic dermatitis. J Pediatr 2004; 145: 612- 616.

*Round JL, Mazmanian SK. The gut microbiota shapes intestinal immune responses during health and disease. Nat Rev Immunol 2009; 9: 313-323.

*Roy D. Technological aspects related to the use of bifidobacteria in Dairy products. Le Lait. 2005 Jan-Apr; 85 (1-2): 39–56.

*Roux ME, McWilliams M, Phillips-Quagliata JM, Weisz-Carrington P, Lamm ME. Origin of IgA-secreting plasma cells in the mammary gland. J Exp Med 1977; 146: 1311-1322.

*Rubio R, Jofré A, Martín B, Aymerich T, Garriga M. Characterization of lactic acid bacteria isolated from infant faeces as potential probiotic starter cultures for fermented sausages. Food Microbiol 2014; 38:303-311.

*Rutayisire E, Huang K, Liu Y, Tao F. The mode of delivery affects the diversity and colonization pattern of the gut microbiota during the first year of infants' life: a systematic review. BMC Gastroenterology 2016; 16:86.

*Ruvoen CN, Mas E, Mariounneau S, Guillon P, Lombardo D, Pendu JL. Bile-salt-stimulated lipase and mucins from milk of 'secretor' mothers inhibit the binding of Norwalk virus capsids to their carbohydrate ligands. Biochem J 2006; 393:627–634.

*Salazar alzate, Blanca Cecilia y MONTOYA C., Olga Inés. Importancia de los probióticos y prebióticos en la salud humana. En : Vitae, Revista De La Facultad De Química Farmacéutica. Vol.10, No. 2 (2003); p. 20-26.

*Salminen S, von Wright A, Morelli L, Marteau P, Brassart D, de Vos WM, et al. Demonstration of safety of probiotics a review. Int J Food Microbiol 1998; 44: 93-106.

*Samaniego L, Sosa M, 2000. Lactobacillus spp: Importantes promotores de actividad probiótica, antimicrobiana y bioconservadora. Cuidad de las Matanzas: Editorial Universitaria, 21 p ISBN959-16-0113-1.

*Sanders ME, Akkermans LM, Haller D, Hammerman C, Heimbach J, Hörmannsperger G, et al. Safety assessment of probiotics for human use. Gut Microbes 2010; 1: 164-185.

*Sanders ME, Huis in't Veld J. Bringing a probiotic-containing functional food to the market: microbiological, product, regulatory and labeling issues. Antonie Van Leeuwenhoek 1999; 76: 293-315.

*Sanz Y., M.C. Collado y J. Dalmau. 2003. Probióticos: Criterios de calidad y orientaciones para el consumo. Acta Pediátrica Española, Vol.6 (9). 476-482 P.

*Satokari, R., Grönroos, T., Laitinen, K., Salminen, S., Isolauri, E. *Bifidobacterium* and *Lactobacillus* DNA in the human placenta. Lett. Appl. Microbiol 2009; 48:8-12.

*Satokari 'RM, Vaughan EE, Akkermans ADL, Saarela M, de Vos WM. Bifidobacterial diversity in human feces detected by genus-specific PCR and denaturating gradient gel electrophoresis. Appl Environ Microbiol 2001; 67: 504-513.

*Saulnier DM, Ringel Y, Heyman MB, Foster JA, Bercik P, Shulman RJ, et al. The intestinal microbiome, probiotics and prebiotics in neurogastroenterology. Gut Microbes 2013; 4: 17-27.

*Scaldaferri F, Gerardi V, Lopetuso LR, Del Zompo F, Mangiola F, Boškoski I, et al. Gut microbial flora, prebiotics, and probiotics in IBD: their current usage and utility. Biomed Res Int. 2013; 2013:435268.

*Schrezenmeir J, De Vress M. Probiotics, prebiotics and symbioticapproaching a definition. *Am J Clin Nutr* 2001; 73 (Suppl): 361-364.

*Schultz M, Göttl C, Young RJ, Iwen P, Vanderhoof JA. Administration of oral probiotic bacteria to pregnant women causes temporary infantile colonization. J Pediatr Gastroenterol Nutr 2004; 38: 293-297.

*Serrano CA, León M, Harris PR. Desarrollo de la microbiota gastrointestinal en lactantes y su rol en salud y enfermedad. Ars Médica 2016; 41: 35-43.

*Shah NP. Probiotic bacteria: selective enumeration and survival in dairy foods. J Dairy Sci 2000; 83: 894-907.

*Shen J, Zuo ZX, Mao AP. Effect of probiotics on inducing remission and maintaining therapy in ulcerative colitis, Crohn's disease, and pouchitis: meta-analysis of randomized controlled trials. Inflamm Bowel Dis. 2014; 20: 21-35.

*Shornikova AV, Casas IA, Isaolauri E, Mykkanen H, Vesikari T. *Lactobacillus reuteri* as a therapeutic agent in acute diarrhoea in young children. *J Pediat Gastroenterol Nuts* 1997; *24*: 399-404.

*Shroff KE, Meslin K, Cebra JJ. Comensal enteric bacteria engender a self-limiting humoral mucosal immune response while permanently colonizing the gut. Infect Immun 1995; 63: 3904-3913.

*Simon GI, Gorbach SL. Intestinal microflora. Med Clin North Am 1982; 66: 557-574.
*Simrén M, Barbara G, Flint HJ, Spiegel BM, Spiller RC, Vanner S, et al; Rome Foundation Committee. Intestinal microbiota in functional bowel disorders: a Rome foundation report. Gut 2013; 62: 159-176.

*Siu-Yin Ch, Kwong LCh. Pathogenesis of neonatal necrotizing enterocolitis. *Ann Coll Surg HK* 2001; *5*: 52-54.

*Sjögren YM, Tomicic S, Lundberg A, Böttcher MF, Björkstén B, Sverremark-Ekström E, et al. Influence of early gut microbiota on the maturation of childhood mucosal and systemic immune responses. Clin Exp Allergy 2009; 39: 1842-1851.

*Sonnenburg JL, Backhed F (2016) Diet-microbiota interactions as moderators of human metabolism. Nature 2016; 53: 56-64.

*Spiekermann G, Walker WA: Oral tolerance and its role in clinical disease. J Pediatr Gastroenterol Nutr 2001; 32: 237-255.

*Stapleton A. Novel approaches to prevention of urinary tract infections. *Infect Dis Clin North Am* 2003; *17*: 693-700.

*Stark PL, Lee A. The microbial ecology of the large bowel of breast-fed and formula-fed infants during the first year of life. J Med Microbiol 1982; 15:189-203.

*Steel JH, Malatos S, Kennea N, Edwards D, Miles L, Duggan P, et al. Bacteria and inflammatory cells in fetal membranes do not always cause preterm labor. Pediatr Res 2005; 57: 404-411.

*Steinman RM, Hawiger D, Nussenzweig MC. Tolerogenic dendritic cells. Annu Rev Immunol 2003; 21: 685-711.

*Stephen AM, Cummings JH. Mechanism of action of dietary fibre in the human colon. Nature 1980; 284: 283-284.

*Strachan OP. Family size, infection and atopy: the first decade of the "hvgiene hypothesis". Thorax 2000; 55, Suppl 1: S2-10.

*Strand TA, Sharma PR, Gjessing HK, Ulak M, Chandyo RK, Adhikari RK, et al. Risk factors for extended duration of acute diarrhea in young children. PLoS One 2012; 7(5): e36436.

*Suau A, Bonnet R, Sutren M, Godon JJ, Gibson GR, Collins MD, et al. Direct analysis of genes encoding 16S rRNA from complex communities reveals many novel molecular species within the human gut. Appl Environ Microbiol 1999; 65: 4799-4807.

*Subbarao P, Anand SS, Becker AB, Befus AD, Brauer M, Brook JR, et al. The Canadian Healthy Infant Longitudinal Development (CHILD) Study: examining developmental origins of allergy and asthma. Thorax 2015; 70: 998–1000.

*Sudo N, Sawamura S, Tanaka K, Aiba Y, Kubo C, Koga Y. The requirement of intestinal bacterial flora for the development of an IgE production system fully susceptible to oral tolerance induction. J Immunol 1997; 159: 1739-1745.

*Sung V, Collet S, de Gooyer T, Hiscock H, Tang M, Wake M. Probiotics to prevent or treat excessive infant crying. JAMA Pediatr 2013; 167: 1150-1157.

*Sung V, Hiscock H, Tang M, Mensah FK, Nation ML, Satzke C, et al. Treating infant colic with the probiotic Lactobacillus reuteri: double blind, placebo controlled randomized trial. BMJ 2014; 348:g2107.

*Sun C.M, Hall JA, Blank RB, Bouladoux N, Oukka M, Mora JR, et al . Small intestine lamina propria dendritic cells promote de novo generation of Foxp3 T reg cells via retinoic acid. J Exp Med 2007; 204: 1775-1785.

*Szajewska H, Canani RB, Guarino A, Hojsak I, Indrio F, Kolacek S, et al; ESPGHAN Working Group for ProbioticsPrebiotics. Probiotics for the prevention of antibiotic-associated diarrhea in children. J Pediatr Gastroenterol Nutr 2016; 62:495-506.

*Szajewska H, Chmielewska A. Growth of infants fed formula supplemented with Bifidobacterium lactis Bb12 or Lactobacillus GG: a systematic review of randomized controlled trials. BMC Pediatr 2013; 13:185.

*Szajewska H, Guarino A, Hojsak I, Indrio F, Kolacek S, Shamir R, et al; European Society for Pediatric Gastroenterology, Hepatology, and Nutrition. Use of probiotics for management of acute gastroenteritis: a position paper by the ESPGHAN Working Group for Probiotics and Prebiotics. J Pediatr Gastroenterol Nutr 2014; 58:531-539.

*Szajewka H, Kotowska M, Mrukowicz JE, Armanska M, Mikolajczyk W. Efficacy of *Lactobacillus* sp. Strain GG in prevention of nosocomial diarrhoea in infants. *J Pediatr* 2001;*138*: 361-365.

*Szajewska H, Mrukowiez J. Probiotics in the treatment and prevention of acute infectious diarrhea in infants and children: a systematic review of published randomized, double-blind, placebo controlled trials. *J Pediatr Gastroenterol Nutr* 2001; *33* (Suppl): 17-25.

*Tamime, A., Saarela M., Korslund Sondergard A. 2005. Production and maintenance of viability of probiotic Microorganisms *in* Dairy products. [book auth.] Dr. Adnan Tamime. Probiotic Dairy Products. s.l. Blackwell Publishing Ltd., pp. 40-72.

*Tannock GW. Molecular assessment of intestinal microflora. Am J Clin Nutr 2001; 73: S410-S414.

*Tannock GW. More than smell: the complexity of the normal microflora. In: Normal microflora. An introduction to microbes inhabiting the human body. Londres: Chapman & Hall, 1995. pp. 1-35.

*Taylor AL, Dunstan JA, Prescott SL. Probiotic supplementation for the first 6 months of life fails to reduce the risk of atopic dermatitis and increases the risk of allergen sensitization in high- risk children: a randomized controlled trial J Allergy Clin Immunol 2007; 119: 184-191.

*Thomas C, Versalovic J. Probiotics-host communication. Modulation of signalling pathways in the intestine. Gut Microbes 2010; 1: 148-163.

*Thomas DW, Greer FR, American Academy of Pediatrics Committee on Nutrition: American Academy of Pediatrics Section on Gastroenterology, Hepatology and Nutrition. Probiotics and prebiotics in pediatrics. Pediatrics 2010; 126: 1217-1231.

*Thompson CO, Maldonado J, Gil A. Colonization and impact of disease and other factor on intestinal microbiota. Dig Dis Sci 2007; 52: 2069-2077.

*Tillisch K, Labus J, Kilpatrick L, Jiang Z, Stains J, Ebrat B, et al. Consumption of fermented milk product with probiotic modulates brain activity. Gastroenterology 2013; 144: 1394-1401.

*Tillisch K. The effects of gut microbiota on CNS function in humans. Gut Microbes 2014; 5: 404–410.

*Tremaroli V, Backhed F. Functional interactions between the gut microbiota and host metabolism. Nature 2012; 489: 242-249.

*Turnbaugh PJ, Ley RE, Hamady M, Fraser-Liggett CM, Knight R, Gordon JI. The human microbiome project. Nature 2007; 449: 804–810.

*Tuomula E, Crittenden R, Playne M, Isolauri E, Salminen S, 2001. Quality assuarance criteria for probiotic bacteria, Am J. Clin. Nutr. 73:393-398pp.

*Turck D, Bernet JP, Marx J, Kempf H, Giard P, Walbaum O, et al. Incidence and risk factors of oral antibiotic-associated diarrhea in an outpatient pediatric population. J Pediatr Gastroenterol Nutr 2003; 37:22–26.

*Tursi A, Brandimarte G, Papa A, Giglio A, Elisei W, Giorgetti GM, et al. Treatment of relapsing mild-to-moderate ulcerative colitis with the probiotic VSL#3 as adjunctive to a standard pharmaceutical treatment: a double-blind, randomized, placebo-controlled study. Am J Gastroenterol. 2010; 105: 2218–2227.

*Urbańska M, Gieruszczak-Białek D, Szajewska H. Systematic review with meta-analysis: Lactobacillus reuteri DSM 17938 for diarrhoeal diseases in children. Aliment Pharmacol Ther. 2016; 43: 1025-1034.

*Urbanska M, Szajewska H. The efficacy of Lactobacillus reuteri DSM 17938 in infants and children: a review of the current evidence. Eur J Pediatr 2014; 173: 1327-1337.

*Vandenplas Y, Huys G, Daube G. Probiotics: an update. J Pediatr (Rio J). 2015; 91: 6–21.

*V. Chandramouli, K Kailasapathy, P. Peiris, M. Jones. An improve method of microencapsulation and its evaluation to protect Lactobacillus spp. In simulated gastric conditions. Journal of Microbiological Methods 56. 2004

*Verbeek R, Bsibsi M, Plomp A, van Neerven RJJ, Biesebeke T. van Noort JM. Lather rather than early responses of human dendritic cells highlight selective induction of cytokines, chemokines and growth factors by probiotic bacteria. Benef Microbes 2010; 1: 109-119.

*Vesterlund S, Vankerckhoven V, Saxelin M, Goossens H, Salminen S, Ouwehand AC. Safety assessment of Lactobacillus strains: presence of putative risk factors in faecal, blood and probiotic isolates. Int J Food Microbiol 2007; 116: 325-331.

*Victora CG, Smiyh PG, Vaughan JP, Nobre LC, Lombardi C, Teixeira AM, et al. Evidence for protection by breast-feeding against infant deaths from infectious diseases in Brazil. Lancet 1987; 330: 319-322.

*Vidal AC, Murphy SK, Murtha AP, Schildkraut JM, Soubry A, Huang Z, et al. Associations between antibiotic exposure during pregnancy, birth weight and aberrant methylation at imprinted genes among offspring. Int J Obes (LOnd) 2013; 37: 907–913.

Vinderola CG, Perdigon G, Reinheimer JA, Medici M, Prosello W, Ghiberto D. Bioqueso Ilolay Vita: un Nuevo queso probiótico con alta respuesta sobre el sistema inmune. Industrias lácteas españolas 2003; 298: 34-48.

*Walker WA. Initial intestinal colonization in the human infant and immune homeostasis. Ann Nutr Metab 2013; 63 Suppl 2: 8-15.

*Wallace TC, Guarner F, Madsen K, Cobano MD, Gibson G, Hentges E, et al. Human gut microbiota and its relationship to health and disease. Nutr Rev 2011; 69: 392-403.

*Wang H-X, Wang Y-P. Gut microbiota-brain axis. Chin Med J (Engl) 2016; 129: 2373–2380.

*Wang Y, Li X, Ge T, Xiao Y, Liao Y, Cui Y, et al. Probiotics for prevention and treatment of respiratory tract infections in children: A systematic review and meta-analysis of randomized controlled trials. Medicine (Baltimore) 2016; 95: e4509.

*Wang ZH, Gao QY, Fang JY. Meta-analysis of the efficacy and safety of Lactobacillus-containing and Bifidobacterium-containing probiotic compound preparation in Helicobacter pylori eradication therapy. J Clin Gastroenterol. 2013; 47: 25-32.

*Ward TL, Hosid S, Ioshikhes I, Altosaar I. Human milk metagenome: a functional capacity analysis. BMC Microbiol 2013; 13:116.

*Warner BB, Tarr PI. Necrotizing enterocolitis and preterm infant gut bacteria. Semin Fetal Neonatal Med. 2016; 21: 394-399.

*Wells JE, Hylemon PB. Identification and characterization of a bile acid 7adehydroxylating strain isolated from human feces. Appl Environ Microbiol 2000; 66: 1107-1113.

*Weng M, Walker WA: The role of gut microbiota in programming the immune phenotype. J Dev Orig Health Dis 2013; 4: 203-214.

*Whelan K. Probiotics and prebiotics in the management of irritable bowel syndrome: a review of recent clinical trials and systematic reviews. Curr Opin Clin Nutr Metab Care. 2011; 14: 581-587.

*Wihelm H, Holzapfel. Introducción to pre- and probiotics, Food Research International 2002 35: 109-116 pp.

*Wilson KH, Blitchington RB. Human colonic biota studied by ribosomal DNA sequence analysis. Appl Environ Microbiol 1996; 62: 2273-2278.

*Wolvers D, Antoine JM, Myllyluoma E, Schrezenmeir J, Szajewska H, Rijkers GT. Guidance for substantiating the evidence for beneficial effects of probiotics: prevention and management of infections by probiotics. J Nutr 2010; 140: 6985-7125.

*Xanthou M. Immune protection of human milk. Biol Neonate 1998; 74: 121-133.

*Xu M, Wang J, Wang N, Sun F, Wang L, Liu X-H. The efficacy and safety of the probiotic bacterium lactobacillus reuteri DSM 17938 for infantile colic: a meta-analysis of randomized controlled trials. PLoS One 2015; 12:CD004796.

*Yatsunenko T, Rey FE, Manary MJ, Trehan I, Dominguez-Bello MG, Contreras M, et al Human gut microbiome viewed across age and geography. Nature 2012; 486: 222-227.

*Yazdanbakhsh M, Kremsner PG, Van Ree R. Allergy, parasites and the hygiene hypothesis. *Science* 2002; *296*: 490-494.

Young RJ, Huffmans S. Probiotic use in children. *J Pedriatr Health Care* 2003; *17*: 277-283.

*Zhang GQ, Hu HJ, Liu CY, Zhang Q, Shakya S, Li ZY. Probiotics for prevention of atopy and food hypersensitivity in early childhood: A PRISMA-compliant systematic review and meta-analysis of randomized controlled trials. Medicine (Baltimore). 2016; 95: e2562.

*Zheng X, Lyu L, Mei Z. Lactobacillus-containing probiotic supplementation increases Helicobacter pylori eradication rate: evidence from a meta-analysis. Rev Esp Enferm Dig. 2013; 105: 445-453.

*Zocco MA, dal Verme LZ, Cremonini F, Piscaglia AC, Nista EC, Candelli M, et al. Efficacy of Lactobacillus GG in maintaining remission of ulcerative colitis. Aliment Pharmacol Ther 2006; 23: 1567-1574.

*ZukieWicz SW, Wróblewska P, Adamczuk P, Silny W. Probiotic lactic acid bacteria and their potential in the prevention and treatment of allergic diseases. Centr Eur J Immunol 2014; 39: 104-108.